运动与黑果枸杞对非酒精性脂肪肝的干预效果及机制研究

主编 陈伊琳

副主编 蒋晓波 龙渊帧

世界图书出版公司

北京·广州·上海·西安

图书在版编目（CIP）数据

运动与黑果枸杞对非酒精性脂肪肝的干预效果及机制

研究 / 陈伊琳主编；蒋晓波，龙渊祯副主编. -- 北京：

世界图书出版有限公司北京分公司，2025. 6. -- ISBN

978-7-5232-2341-3

Ⅰ. R575.5

中国国家版本馆CIP数据核字第20258EA872号

书　　名　运动与黑果枸杞对非酒精性脂肪肝的干预效果及机制研究
　　　　　YUNDONG YU HEIGUO GOUQI DUI FEIJIUJINGXING ZHIFANGGAN DE GANYU XIAOGUO JI JIZHI YANJIU

主　　编　陈伊琳
副 主 编　蒋晓波　龙渊祯
责任编辑　梁沁宁　张 焱

出版发行　世界图书出版有限公司北京分公司
地　　址　北京市东城区朝内大街137号
邮　　编　100010
电　　话　010-64038355（发行）　　64033507（总编室）
网　　址　http://www.wpcbj.com.cn
邮　　箱　wpcbjst@vip.163.com
销　　售　新华书店
印　　刷　北京建宏印刷有限公司
开　　本　210mm×285mm　1/16
印　　张　8.25
字　　数　150千字
版　　次　2025年6月第1版
印　　次　2025年6月第1次印刷
国际书号　ISBN 978-7-5232-2341-3
定　　价　58.00元

目　录

第一章　非酒精性脂肪肝概述

第一节　非酒精性脂肪肝的概念和临床表现

一、非酒精性脂肪肝相关概念

（一）非酒精性脂肪肝病（Nonalcoholic fatty liver disease，NAFLD）

由影像学或组织学判定肝脏脂肪堆积（肝脂肪含量≥5%肝重）并且不存在有其他引起肝脏脂质变性的因素，如病毒性肝炎、大量饮酒、药物或遗传性疾病等临床病理综合征，NAFLD包括脂肪肝变性、脂肪性肝炎、脂肪性肝纤维化和肝硬化等一系列疾病进程。绝大多数NAFLD患者与代谢危险因素有关，如肥胖、糖尿病和脂代谢异常等。

（二）非酒精性脂肪肝（Nonalcoholic fatty liver，NAFL）

脂肪肝是指肝细胞内脂肪堆积过多。随着生活水平的显著提升，人们的饮食结构和生活行为方式均发生了较大的改变，脂肪肝的发病率明显上升，其中，最常见的就是非酒精性脂肪肝，也称单纯脂肪肝变性。在单纯脂肪肝变性阶段，肝细胞质中形成脂滴，大泡性或大泡性为主的脂肪变累计超过5%以上的肝细胞，并可能伴有轻度的非特异性炎症，这一阶段被认为是NAFLD最早的阶段，是NAFLD演变过程中最重要的临床表现，并呈可逆状态。NAFL可引起脂肪性肝炎、肝纤维化、肝硬化、肝功能衰竭等病变，与胰岛素抵抗

（insulin resistance，IR）、2型糖尿病、动脉硬化性心脑血管疾病关系密切。

（三）非酒精性脂肪肝炎（Nonalcoholic Steatohepatitis，NASH）

非酒精性脂肪性肝炎也称代谢性脂肪肝炎，其病理变化与酒精性肝炎相似但无过量饮酒史的临床综合征。好发于中年，尤其是在超重和肥胖个体中常见。从脂质变性到NASH的转化涉及到一个极端的阶段，5%以上的肝细胞脂肪变性合并小叶内炎症以及肝细胞气球样变，在这个阶段，肝脏中脂肪堆积并且并发炎症反应及细胞损伤。在NASH阶段，高胰岛素血症、脂肪炎症和低脂联素血症损伤肝脏细胞。脂肪性肝炎的病理诊断标准是腺泡3区出现气球样肝细胞，腺泡点灶状坏死，门管区炎症伴门管区周围炎症；腺泡3区出现窦周、细胞周纤维化，可扩展到门管区及其周围，出现局灶性或广泛性的桥接纤维化。调查发现，20%的NASH病人最后发展成肝硬化，30%~40%的病人死于肝硬化腹水及其并发症。

（四）脂肪性肝纤维化和肝硬化

脂肪肝常伴有细胞外基质成分如星状细胞、糖蛋白、活化胶原蛋白等在肝组织中过多沉积，形成脂肪性肝纤维化，是肝硬化（liver cirrhosis，LC）形成的早期阶段和必经过程。肝硬化是NAFLD的晚期阶段，NAFLD患者（无过量饮酒）肝细胞出现弥漫性脂肪蓄积和变性，若不经治疗，脂肪在肝细胞中大量蓄积，影响肝细胞的血液、氧气供应和代谢，造成肝细胞肿胀、炎性浸润及变性坏死，发展至脂肪性肝炎，并逐渐进展到肝脏纤维增生，最后发展成脂肪性肝硬化。脂肪肝患者早期并无太多明显症状，一旦发展为肝硬化，预后效果较差。

NAFLD开始成为日益严峻的健康问题。研究显示，与肥胖相关的肝脏疾病有可能发展成肝癌，胰岛素抵抗是其关键致病因素，2型糖尿病是肝细胞癌的独立危险因子。此外，儿童NAFLD与肥胖、糖尿病密切相关。NAFLD患病率高，牵涉人群广，且流行率不断增长，已取代乙型肝炎病毒慢性感染，成为我国慢性肝病的主要病因。NAFLD的发病机制至今还不完全明了，可能是由遗传易感性、基因、基因多态性、肥胖、IR、细胞因子、肠菌生态失衡等多个因素共同作用所致。肝组织学检查是诊断NAFLD的金标准，血清酶学测定和影像学诊断是其最重要的诊断手段。迄今为止，对NAFLD尚无特效的治疗方法，主要通过药物治疗、饮食治疗、运动疗法、改变生活方式、减重手术和肝移植手术等进行治疗。

二、NAFLD临床表现

NAFL根据脂肪变性及肝脏累及的范围可以分为轻度脂肪肝、中度脂肪肝和重度脂肪肝三型：脂肪含量超过肝脏重量的5%~10%时为轻度脂肪肝，超过10%~25%为中度脂肪肝，超过25%为重度脂肪肝。NAFL的临床表现多样，轻度脂肪肝一般无临床症状，多是体检时偶然发现。NAFLD患者最常见的主观症状是疲乏感，但是这种疲乏感多与组织学损伤严重程度无相关性。中度或者重度脂肪肝患者会有类似慢性肝炎的表现，如食欲不振、疲倦、乏力、恶心、呕吐、肝区或者右上腹隐痛等症状。

三、NASH临床表现

NASH早期症状不明显，疾病进展缓慢，在无特殊治疗的情况下某些患者病情可逆转。病情恶化者可致瘢痕组织增生或肝纤维化，并进展为肝硬化，可有食欲缺乏、乏力、水肿、肌肉萎缩、消化道出血及肝衰竭等表现。

四、肝硬化临床表现

除原发病的表现外，慢性脂肪性肝纤维化早期可无症状，或者出现非特异性症状，如肝区隐痛、食欲缺乏、乏力等。以后逐渐出现肝脾大、腹部肿大、下肢水肿、面部变黄、日渐消瘦、鼻出血、皮肤瘀斑、蜘蛛痣及肝掌等，出现上述症状往往提示肝纤维化已经发展到肝硬化阶段。脂肪性肝硬化与其他类型肝硬化相比无特异性，可有肝区不适、乏力、食欲减退、腹胀、尿黄、尿少、腹泻等症状，面部可见毛细血管扩张、蜘蛛痣、手掌发红、面色晦暗、巩膜黄染、腹壁静脉曲张、腹水、双下肢水肿，晚期常合并出血、昏迷、感染、肾衰而危及生命，甚至发展成肝癌而死亡。

第二节　非酒精性脂肪肝流行率

在西方国家，包括美国，NAFLD的发病率在20%~30%，NAFLD是慢性肝病最常见的类型，且其增加可能与相关疾病如肥胖、2型糖尿病（Type 2 Diabetes Mellitus, T2DM）等的患病率上升密切相关。2016年的全球流行病学荟萃分析显示，NAFLD在各大洲高度流行，发病率在17%到33%之间，其中中东的流行率最高，约31.79%；其次是南美洲，约30.45%；亚洲约27.37%；北美和欧洲分别是24.13%和23.71%；非洲最低，约13.48%。值得注意的是，8%~19%的亚洲人虽然BMI小于25，但是仍患有NAFLD，这种情况被称为"瘦人"NAFLD或非肥胖型NAFLD。有研究发现，非肥胖型NAFLD患者的纤维化程度更严重，肝病进展更快，患慢性肾脏疾病概率和总死亡率更高。在我国，近年来NAFLD和NASH的发病率分别为46%和12%，并且主要发生在中年人群中，NAFLD已经高居城市男性高发疾病首位，随着肥胖儿童的日益增多，脂肪肝发病渐趋低龄化，在30-40岁年龄组亦为仅次于嗜酒和丙型肝炎引起转氨酶升高的第2、3位原因。

NAFLD流行率差异性可能与总体热量摄入、体力活动、体脂分布、社会经济地位和遗传等因素有关。但NASH在一般人群中的流行率仍然未知。通过计算NAFLD群体中NASH的患病率和一般人群中NAFLD的患病率，美国对NAFLD、NASH发病率做了一个间接的估计：美国NAFLD患者中NASH的患病率为21%，美国人口中NASH的患病率为3%~4%。在这些个体中，与NASH相关的共病患病率为：肥胖约82%，2型糖尿病约48%，高脂血症约82%，代谢综合征约76%，高血压约为70%。

第三节　非酒精性脂肪肝病的危险因素

NAFLD的确切发病机制仍有待阐明，相关的危险因素尚不清楚，其致病可能与遗传因素（先天）和环境因素（后天）有关。

一、遗传因素（先天因素）

在NAFLD中，全基因组关联研究已经确定了与疾病严重程度表型相关的新位点。迄今为止，两个基因的非同义单核苷酸多态性，特别是含磷脂酶结构的蛋白3（encoding patatin-like phospholipase domain-containing protein 3，PNPLA3）和跨膜蛋白6家族成员2（encoding transmembrane 6 super-family member 2，TM6SF2）已被证实与NAFLD有关。新发现的风险位点如膜结合的O-酰基转移酶7（membrane-bound Oacyltransferase domain-containing 7，Mboat7）和跨膜通道4（transmembrane channel like 4，TMC4）已被证明与欧洲血统患者中NAFLD的发展和严重程度相关。在南美洲的拉丁裔人群中，TM6SF2 Glu167Lys和PNPLA3 Ile148Met蛋白变体与NASH进程易感程度有关。

目前，在NAFLD遗传易感性和遗传基础方面已经有了较大的进展，此外，基因核苷酸序列内编码的遗传机制以外的其他遗传机制也陆续有报道。如同卵双胞胎患NAFLD风险不一致，可能与血清microRNA水平有关。此外，表观遗传修饰也可能是环境暴露增加疾病风险的机制之一，如关键纤维化修饰基因的DNA甲基化重构对CCl4诱导的小鼠肝纤维化有一定的保护作用；在轻度纤维化和NASH患者体内，存在相同基因的DNA甲基化，而循环血中游离DNA携带的遗传表征可能是该疾病发生、进展以及严重程度的潜在生物标志。

二、环境因素

遗传易感性是指个体在基因水平上对遗传疾病发生的敏感性或易感性。每个人都携带一定数量的突变基因，但并非所有人都会表现出遗传疾病。这些突变基因的存在增加了患病的风险，但并不是决定性因素。遗传易感性往往涉及多基因遗传模式，即多个基因的相互作用，以及基因与环境之间的相互影响，这使得遗传疾病的发展在个体之间可能存在差异。环境因素主要包括饮食习惯、体力活动和社会经济地位等。

饮食结构可能是导致个体NAFLD患病率增加的主要影响因素，但是在种群水平上缺乏明确的证据，而NAFLD患者往往居住在有多种食物来源选择的地区，包括杂货店、餐馆和快餐店。此外，NAFLD患者通常饮食习惯不健康（吃加工食品或者高脂、高盐、高糖或玉米糖浆高的食物），而且通常频繁在餐馆就餐。营养评估相关的研究也发现NAFLD患者低营养、高钠和高脂肪食物消费增加，尤其是高脂肪肉类和新鲜程度较低的水果等。除了这些饮食习惯，与正常人相比，脂肪肝患者的体力活动水平通常都非常低，久坐更多。

NAFLD的流行也与社会经济因素有关，但它们的确切作用仍存在争议。在不同种族NAFLD患者中，文化传播、受教育水平、卫生保健、饮食和睡眠等生活方式中均未发现与NAFLD发生、发展的独立风险。环境因素可能是通过调控遗传表观修饰影响基因表达，进行调控遗传易感性。

综上，NAFLD是一种复杂的疾病，受到环境因素和遗传易感性的交互影响。每一种遗传或环境成分在促进NAFLD负担方面尚缺乏确切证据，而且在世界不同地区会存在差异。未来的相关研究需要对此进行重点关注，以更好地确定治疗方法或改善NAFLD患者的预后。

第四节　非酒精性脂肪肝病的防治

NAFLD目前被认为是最慢性的肝病，影响着全球约25%的成年人。它是导致肝脏相关的发病率和死亡率的最主要原因之一。研究显示，美国的NAFLD病例数量预计将从2015年的8310万增加到2030年的10090万，其中很大一部分将是NASH。这种上升将导致肝硬化和终末期肝病患者数量的增加，需要进行肝移植，并导致肝癌患病率的急剧上升。尽管发病率很高，对世界卫生的影响越来越大，但是目前还没有批准的靶点治疗药物。欧洲肝脏研究协会（EASL）、欧洲糖尿病研究协会（EASD）、欧洲肥胖研究协会（EASO）和美国肝病研究协会（AASLD）实践指南（EASL-EASD-EASO实践指南）清楚地指出，生活方式的改变可以帮助5%~10%超重/肥胖NAFLD患者减肥。目前首选治疗方法是生活方式的改变，通过控制饮食、运动干预来控制体重和代谢紊乱无疑是NAFLD治疗的基础和重要环节。生活方式的优化再联合药物，可以有效调节糖脂代谢，减少肝炎症和纤维化的发生，可能更有利于NAFLD的治疗。

一、非药物治疗策略

（一）饮食改变

严格限制食物摄取总热量、诱导酮症、减少游离糖和碳水化合物摄取可以增强对肝脏的保护作用，饮食干预成为治疗NAFLD的一个很有前途的策略。其中，热量限制是NAFLD最常见的饮食干预治疗策略。

饮食模式与NAFLD的风险相关，西方的饮食模式可以使NAFLD的风险增加56%，而地中海饮食可以将这种风险降低23%。地中海饮食的特点包括：以植物性食物为主，富含各种新鲜蔬菜、水果、坚果、橄榄油和谷物等，且加工程度较低，脂肪含量约30%单不饱和脂肪酸比例较高，饱和脂肪酸含量不超过10%。地中海饮食可以通过降低胰岛素抵抗和脂质浓度改善机体代谢，诱导脂肪变性转归并显著降低NAFLD患者的心血管疾病发生率，可以作为治疗代谢综合征和NAFLD患者的一种安全且有效的方法。地中海饮食可以改善NAFLD患者胰岛素抵抗、体重超重、内脏肥胖、脂肪肝变性等情况，降低肝硬化发生概率，因此EASL-EASD-EASO实践指南推荐地中海饮食作为治疗NAFLD的首选疗法。2021年，一项临床试验发现，对于9~17岁的NAFLD儿童和青少年，给与12周的地中海饮食可以显著改善胰岛素抵抗；对于11~18岁的NAFLD患者，地中海饮食可以显著降低其体重指数（BMI）、体脂含量和肝脏脂质变性情况，改善胰岛素抵抗，降低转氨酶、炎症标志物和氧化应激标志物的水平。

除了地中海饮食，生酮饮食近年来也被用作治疗NAFLD的饮食干预手段。生酮饮食的特点是脂肪比例较高，而碳水化合物、蛋白质和其他营养物质的比例较低。碳水化合物摄入的减少使生酮饮食在NAFLD治疗中表现出了较为积极的作用。生酮饮食主要通过提高肝脏线粒体功能和氧化应激水平，降低肝脏甘油三酯（Triglyce-ride, TG）合成水平，从而降低内脏脂肪含量和胰岛素抵抗。虽然生酮饮食对治疗NAFLD有一定的疗效，但是有一些动物和临床试验发现，高脂饮食会诱导肥胖，NAFLD雄性小鼠通过长期的生酮饮食干预表现出了肝脏线粒体功能障碍。有案例报道，生酮饮食可能会提升高血脂症急性恶化以及肝脏转氨酶升高等风险发生。因此，根据目前的临床研究结果，生酮饮食治疗NAFLD的安全性有待进一步研究。

还有一些新的饮食干预措施也逐步被用来治疗NAFLD患者，如低热低脂饮食可以在短时间内显著降低NAFLD患者肝脏脂肪含量，高蛋白饮食可以显著降低肝脂、胰岛素抵抗和炎症标志物水平，无糖、限糖饮食可以显著减少NAFLD青少年男孩的肝脏脂肪含量及脂质变性水平。但是，这些饮食干预的临床试验数量相对较少，结果不明确，安全性和有效性暂且无法验证。2024年10月，复旦大学研究团队研究发现，为期12周的间歇性禁食（食用代餐，每周2次）可以显著降低代谢功能障碍相关脂肪肝病患者肝脏脂质含量，显著改善实验对象的体重、内脏脂肪含量和胰岛素抵抗，病人的依从性明显高于持续热量限制组。不论是持续热量限制还是间歇性禁食，都表达出热量限制本身的重要性，每天总能量摄取应尽量控制在1200-1500cal。

除了热量限制，NAFLD患者饮食还应注意以下方面：

1. 应尽量降低胆固醇摄取，NAFLD可能与胆固醇的合成增加和分解降低有关，胆固醇还可能促进NAFLD向NASH转化进程。

2. 限制饮食中饱和脂肪酸摄取，鼓励摄入不饱和脂肪酸，降低反式脂肪酸摄取。

3. 控制饮食中碳水摄入总量，不超过总能量的40%。

4. 适当补充蛋白质，蛋白质摄入量约占总能量的15%，有利于控制体重和改善NAFLD。

（二）运动干预

除了饮食干预，运动干预也可以显著降低肝脏脂质水平和糖脂代谢紊乱。规律的运动可以有效地治疗肥胖型和非肥胖型NAFLD。有规律的运动，如有氧运动、阻力运动和灵活性训练可以改善NAFLD且不依赖于体重降低。运动训练不仅是一种具有治疗和预防价值的廉价干预手段，而且还可以降低糖尿病、高血压等NAFLD疾病中心血管疾病的危险因素。它还能改善轻度至晚期NAFLD患者的肝功能和肝内脂肪的全身标志物水平，如肝损伤生物标志物丙氨酸转氨酶（ALT）和天冬氨酸转氨酶（AST）等。临床实践中发现，阻力运动结合有氧运动是最合理和有效的运动干预方法。运动与NAFLD关系密切，有氧运动对NAFLD治疗有效率达95.3%，不良反应少，疗效好，具有明显的降血脂功能，而缺乏体育锻炼是NAFLD形成的危险因素。有氧运动可以降低肝脏脂肪变性的风险，增强机体的氧化供能，使肝脏内的游离脂肪酸（FFA）因更多地参与氧化功能而减少，从而相应减少了甘油三酯（TG）的酯化以及在肝脏内的堆积，减少了肝脏内FFA的再合成。有氧运动可以减少肝脂肪酸合成的原料——肝糖原的浓度，改善外周胰岛素抵抗，减轻胰岛素抵抗造成的脂肪分解作用，从而减少外周脂肪组织向肝脏内的转运。研究表明，运动疗法对轻度、中度NAFLD的疗效较为显著，对重度NAFLD的效果不如对前两者明显，但也有一定的治疗作用。高强度间歇运动和中等强度有氧运动干预8周后，肥胖型NAFLD合并2型糖尿病患者的内脏脂肪以及肝脏甘油三酯含量均显著降低。但是目前运动干预的临床研究样本量相对较小，大多数研究都只关注运动干预对NAFLD患者某些身体指数的影响，如BMI、血糖水平、肝细胞脂质水平等，对于NAFLD患者肝纤维化水平影响的研究较少。

运动与热量限制相结合的方法可能通过增加能量消耗、减少脂质超载和改善代谢稳态来影响NAFLD，这种双重干预方法在动物和临床研究中都表现有更好的效果。运动和饮食改变（高脂饮食转向常规饮食）可以减轻高脂饮食诱导的SD大鼠肝脂肪变性程度。对于时间和精力相对充裕的NAFLD肥胖患者，应优先考虑运动与饮食改变同时干预治疗方式。

（三）减肥手术

减肥手术是肥胖NAFLD患者治疗选择之一，这些患者的饮食改变和运动干预效果不理想或者无法通过改变生活方式来减肥。在美国和欧洲国家，减肥手术是治疗肥胖症的另一种常见方法，被纳入国家医保范畴，但在中国却相对罕见。美国代谢和减肥外科学会儿科委员会（ASMBS）推荐代谢和减肥手术（MBS）作为青少年严重肥胖的有效治疗方法。同样，美国肝病研究协会（AALSD）实践指南也建议，对于患有NAFLD或NASH的肥胖患者，可以考虑进行前肠减肥手术。减肥手术的方法包括通过植入设备控制胃容量，例如胃束带、胃内水球，以及物理缩小胃容量，例如缩胃手术、缩短小肠，胃旁路手术等。减肥手术可以改变NAFLD的所有组织学特征，包括肝纤维化，还可以改善或缓解2型糖尿病、血脂异常和高血压，降低心血管疾病（CVD）的发病率或死亡率，显著改善体重指数（BMI）和肝纤维化评分等。

二、药物治疗策略

（一）抗糖尿病药物

虽然NAFLD的确切发病机制尚不清楚，但胰岛素抵抗在NAFLD的发生发展中起着关键作用。NAFLD在2型糖尿病患者中的患病率较高，它与肥胖、高糖化血红蛋白、高脂血症和高丙氨酸转氨酶（hyperALT）密切相关。因此，抗糖尿病药物常用于临床治疗2型糖尿病合并NAFLD患者。

（二）胰高血糖素样肽-1受体激动剂（GLP-1RAs）

GLP-1是一种由前肠释放的肠道激素，可刺激胰岛素的分泌，抑制胰高血糖素的分泌。GLP-1RAs，如利拉鲁肽、半马鲁肽、杜拉鲁肽、艾塞那肽等，是一种新的抗糖尿病药物。研究表明，这些药物可以减轻2型糖尿病患者的体重，改善胰岛素抵抗，改善肝酶水平，降低肝脏脂质含量；这可能有利于NAFLD/NASH患者的治疗。因此，这些药物近年来经常被用于NAFLD的临床研究中。大多数的临床研究使用GLP-1RA药物治疗2型糖尿病并发NAFLD或NASH表明，这些药物是安全有效的，其最常见的副作用包括一些胃肠道不良反应，如腹泻、恶心、呕吐、便秘、食欲不振等。然而，还需要大量的前瞻性研究来探索这些药物的合理剂量和持续使用时间。

（三）钠-葡萄糖共转运体2抑制剂（SGLT2i）

SGLT2i是一种新型的口服降糖药，可抑制肾脏对葡萄糖的再吸收，从而降低血糖水平。SGLT2i可改善2型糖尿病患者的脂肪变性和纤维化，因此，它们可能对NAFLD患者有益。日本研究人员对6名患有NAFLD的糖尿病患者进行了一项为期5年的随访研究，发现3名患者在接受SGLT2i治疗后肝脏组织得到了改善。韩国研究人员进行的一项为期18个月的随机研究表明，在2型糖尿病患者的普通抗糖治疗中添加SGLT2i可以更好地降低脂肪含量，提高肝功能标志酶水平。SGLT2i药物包括：依普利氟嗪、达格列嗪、卡格列净等。在临床研究中，大多数SGLT2i药物都应用于2型糖尿病合并NAFLD的患者。虽然这些药物在非2型糖尿病NAFLD患者中的应用临床研究较少，但应用效果良好。但是SGLT2i在用于治疗2型糖尿病患者时，有几种不良反应，如低血糖、酮症酸中毒、尿路和生殖器感染等。因此，它们在NAFLD患者中的临床应用需要更多的探索。

（四）双胍类

双胍类药物在治疗2型糖尿病方面非常有效。二甲双胍是双胍类药物，是一种常见的抗糖尿病药物。它可以减少内源性葡萄糖的产生，激活AMPK，并抑制线粒体甘油磷酸脱氢酶；然而，其在NAFLD患者中的安全性和有效性仍然存在争议。在一项动物实验中，与仅高糖和高脂饮食相比，每天每公斤体重摄入300毫克的二甲双胍可以减少C57Bl/6J小鼠NAFLD的发生。然而，与动物实验不同，二甲双胍在临床研究中并未显示出相同的效果。在NAFLD的2型糖尿病患者中，经过24周的长期治疗后，二甲双胍的治疗效果仅显示出体重、腰围和肝酶水平的适度改善。二甲双胍治疗不能改善NASH患者的肝组织病理学，目前尚无充分证据表明二甲双胍在治疗NAFLD方面有明确效果。一些研究表明二甲双胍可能在预防肝细胞癌和肿瘤方面发挥作用，有待进一步研究。

（五）噻唑烷二酮类

噻唑烷二酮类作为过氧化物酶体增殖物激活受体PPAR-g激动剂，能改善肥胖和伴随的2型糖尿病的IR。吡格列酮是唯一被纳入NASH治疗指南的糖尿病药物。一项随机对照试验显示，口服二甲双胍2g/d联合低剂量（平均26 mg/d）吡格列酮一年可改善2型糖尿病合并NAFLD患者的肝脏脂肪变性、炎症和胰岛素抵抗。研究发现口服吡格列酮8~12个月，可改善非糖尿病NASH患者的肝脏组织学表现、肝酶水平、胰岛素抵抗、纤维化评分等。但是，吡格列酮并不适合所有患者。吡格列酮会加重下肢水肿，因此，对严重肥胖、舒张功能障碍、充血性心力衰竭、同时使用氨氯地平或高剂量胰岛素等患者应谨慎选用治疗。

（六）降脂药

他汀类药物是临床常见的降脂药物，可以通过阻断3-羟基-3-甲基戊二酰辅酶A（HMG-CoA）还原酶来抑制胆固醇的合成。NAFLD患者血脂异常的典型特征是甘油三酯和低密度脂蛋白胆固醇（LDL-C）水平升高，高密度脂蛋白胆固醇（HDL-C）水平降低，肝脏胆固醇的沉积也会引起NAFLD。当前，他汀类药物对非酒精性脂肪肝以及其后续进展病程的治疗效果存在争议。有研究发现，他汀类药物可以降低肝硬化患者发生肝硬化失代偿和死亡的风险，而在非肝硬化患者中，他汀类药物与发生肝硬化或纤维化进展的风险没有显著相关性。Agoros等人的研究结果则相反，他们认为他汀类药物治疗可能在减少脂肪变性和改善脂肪性肝炎和纤维化方面发挥作用。还有其他研究也发现，他汀类药物可降低NAFLD患者的NAFLD风险和肝纤维化风险，在NAFLD患者中，阿托伐他汀联合维生素可有效地将NAFLD患者发生肝脂肪变性的几率降低71%。口服瑞舒伐他汀5mg/d，持续24周也可以降低患者的肝脏脂质含量。虽然他汀类药物还可能有降低NAFLD患者后期患癌症的死亡率和患心血管疾病的概率，但是长期以来，人们普遍认为他汀类药物具有潜在的肝毒性，因此，它在治疗NAFLD患者中的应用率一直很低。

（七）抗高血压药

早期NAFLD患者和NAFLD动物模型中均观察到肝内血管阻力增加，导致组织缺氧并触发疾病进展。肝血管对血管收缩剂的反应高度敏感。临床上，NAFLD与患者初发高血压相关，而血压升高与患者脂肪肝疾病和纤维化的进展相关。因此，血管收缩剂拮抗剂可用于治疗NAFLD。研究发现，内皮素-1（ET-1）、血管紧张素Ⅱ（AT-Ⅱ）、血栓素A2（TxA2）、波生坦（内皮素受体阻滞药）、阿托伐他汀联合安布生坦、氯沙坦等在治疗NAFLD或NASH上表现出了一定的潜在能力和效果。但是，沙坦类抗压药的研究多见于动物试验，在NAFLD患者中是否有相应的疗效还需要进一步临床验证。

（八）肝保护性药物

熊去胆汁酸（UCDA）是人体内源性合成胆汁酸，具有抗氧化和抗炎作用，可预防肥胖相关疾病进展中的线粒体功能障碍。在一些早期的临床试验中，UDCA在NAFLD/NASH患者中虽然并没有显示出太多的疗效，但是在肝脏保护方面的作用已被证实，因此相关动物和临床研究一直都在进行。近年研究发现，UDCA可降低NAFLD/NASH患者的肝脏转氨酶水平、血脂水平和胰岛素抵抗，改善脂肪肝并降低得心血管疾病的风险。部分调节胆汁酸代谢的药物如奥贝坦酸（OCA）等在治疗NAFLD/NASH患者肝脏炎症和纤维化上有较好的效果，但是长期使用OCA治疗可能会导致皮肤和皮下组织疾病、胃肠道疾病和胆固醇代谢紊乱，这些副作用可能会影响OCA在NAFLD/NASH患者中的使用。

（九）益生菌/益生元

靶向肠道微生物一直是近年来NAFLD治疗的一个热点。肠道微生物群可能通过释放脂多糖（LPS）、增加乙醇产量、激活管腔上皮细胞和肝巨噬细胞中的炎症细胞因子，在NASH的发病机制中发挥作用。此外，在细菌发酵过程中，肠道微生物群也可以通过增加胆碱和胆汁酸的代谢以及SCFAs（醋酸、丙酸和丁酸）的产生来影响NAFLD进程。此外，肠道菌群失调，如LPS、SCFAs和神经酰胺纤维化的异常释放会通过增加损伤相关模式分子（DAMPs）和病原体相关模式分子（PAMPs）的释放，诱导肝脏炎症和肝炎的发生。一般来说，肠道微生态疾病在慢性肝病中普遍存在，在多种病因引起的肝硬化的发生和发展中起着重要作用。益生菌、益生元、合生菌、粪便微生物群移植（FMT）等常见的肠道微生态调节方法在临床试验中的应用逐渐增加。靶向肠道菌群调节可能对NAFLD有一定的治疗作用，但是试验结果并不统一，仍有很多不同的研究结果，而且对于干预时间、使用方法、样本数量、研究指标等都没有统一标准，靶向肠道菌群的治疗方式仍有待进一步优化，其治疗效果有待进一步评估。

（十）过氧化物酶体增殖激活受体激动剂（PPAR-a）

PPARa可以帮助改善血糖和血脂水平（脂肪和胆固醇）。除了2型糖尿病药物吡格列酮外，目前正在开发其他PPAR激动剂，如萨罗列塔唑已在印度被批准为NAFLD治疗药物，埃拉菲亚诺也被证实对NAFLD治疗有效，普马菲布拉特可用于降低肝纤维化程度等。PPAR调节剂类药物在安全性和耐受性方面的表现也比较理想，但是仍有轻微的不良反应，有待进一步研究和改进。

（十一）其他药物

甲状腺激素受体β（THR-β）激动剂、成纤维细胞生长因子类似物和脂肪酶合成抑制剂、纳莫德诺森（A3腺苷受体激动剂）等在NAFLD治疗中也体现了较好的治疗效果。目前，有很多新型药正在进行临床试验，如HM15211，一种新型长效GLP-1/GIP/胰高血糖素三重激动剂；AZD2693，一种含有3（PNPLA3）反义寡核苷酸药物；以及BMS-986263，一种含有siRNA的抑制热休克蛋白47（HSP47）的脂质纳米颗粒药物等。

NAFLD已成为全球肝病和代谢领域的一个新挑战和重大公共卫生问题。生活方式干预是一种重要的基本治疗方法，调节糖脂类代谢在NAFLD治疗中仍是重点。针对肠道微生物群治疗NAFLD的研究也在不断深入。此外，以PPAR激动剂、FXR激动剂和THR-b激动剂为代表的各种新型代谢药物也正在开发中，并正处于临床试验阶段。然而，开发针对NAFLD的新药还有很长的路要走，大多数治疗性药物的临床试验结果并不理想，肝脏组织学终点尚未达到，这可能是由于NAFLD复杂的异质性、治疗靶点的局限性、药物安全性等因素所致。深入了解NAFLD的发病机制，寻找靶向药物，不仅可以改善代谢紊乱，而且可以改善肝脏炎症和纤维化程度。鉴于NAFLD全球流行造成的医疗、经济和社会负担，弱势群体、医务人员和医疗机构应提高对该疾病的认识，以便及早进行干预，实现更好的预防和控制效果。

参考文献:

[1] Sreenivasa B C, Alexander G, Kalyani B, et al. Effect of exercise and dietary modification on serum aminotransferase levels in patients with nonalcoholic steatohepatitis[J]. Journal of Gastroenterology and Hepatology, 2006, 21 (1): 191–198.

[2] Shamsoddini A, Sobhani V, Ghamar Chehreh M, et al. Effect of Aerobic and Resistance Exercise Training on Liver Enzymes and Hepatic Fat in Iranian Men With Nonalcoholic Fatty Liver Disease[J]. Hepatitis Monthly, 2015, 15 (10): e31434.

[3] Sun X, Li F, Yan H, et al. Intermittent versus Continuous Calorie Restriction for Treatment of Metabolic Dysfunction–Associated Steatotic Liver Disease: A Randomized Clinical Trial[J]. Am J Clin Nutr, 2024 Oct 22: S0002–9165 (24)00819–0.

[4] Farzanegi P, Dana A, Ebrahimpoor Z, et al. Mechanisms of beneficial effects of exercise training on non–alcoholic fatty liver disease (NAFLD): Roles of oxidative stress and inflammation[J]. Eur J Sport Sci, 2019, 19 (7): 994–1003.

[5] Gao Y , Zhang W , Zeng L, et al. Exercise and dietary intervention ameliorate high–fat diet–induced NAFLD and liver aging by inducing lipophagy[J]. Redox Biology, 2020, 36: 101635–101635.

[6] Romero Gomez M, Zelber Sagi S, Trenell M, et al. Treatment of nafld with diet, physical activity and exercise[J]. J Hepatol, 2017, 67 (4): 829–46.

[7] Franco I, Bianco A, Mirizzi A, et al. Physical activity and low glycemic index Mediterranean diet: Main and modification effects on nafld score. Results from a randomized clinical trial[J]. Nutrients, 2020, 13 (1): 66–89.

[8] Anuradha K, Sheikh T A, Taofic M, et al. A longitudinal study of whole body, tissue, and cellular physiology in a mouse model of fibrosing NASH with high fidelity to the human condition[J]. American journal of physiology–Gastrointestinal and liver physiology, 2017, 312 (6): G666–G680.

[9] Naga C , Zobair Y, E J L , et al. The diagnosis and management of nonalcoholic fatty liver disease: Practice guidance from the American Association for the Study of Liver Diseases[J]. Hepatology (Baltimore, Md), 2018, 67 (1): 328–357.

[10] Lamichane S, Lamichane D B, Kwon S. Pivotal Roles of Peroxisome Proliferator–Activated Receptors (PPARs) and Their Signal Cascade for Cellular and Whole–Body Energy Homeostasis[J]. International Journal of Molecular Sciences, 2018, 19 (4): 949–949.

[11] S A M, Petra H, L J M, et al. Inhibition of sphingosine 1–phosphate signaling ameliorates murine nonalcoholic steatohepatitis. [J]. American journal of physiology[J]. Gastrointestinal and liver physiology, 2017, 312 (3): 300–313.

[12] Kenneth C. Incretin–Based Therapies for the Management of Nonalcoholic Fatty Liver Disease in Patients With Type 2 Diabetes[J]. Hepatology (Baltimore, Md.), 2019, 69 (6): 2318–2322.

[13] Santo C, Federico R, L M P, et al. Effects of antidiabetic agents on steatosis and fibrosis biomarkers in type 2 diabetes: A real - world data analysis[J]. Liver International, 2021, 41 (4): 731–742.

[14] E S K, Jacob G, A N J. The benefits of exercise for patients with non–alcoholic fatty liver disease[J]. Expert review of gastroenterology & hepatology, 2015, 9 (10): 1247–50.

[15] Hiroshi T, Tomotaka Y, Masatoshi K, et al. Comparison of dapagliflozin and teneligliptin in nonalcoholic fatty liver disease patients without type 2 diabetes mellitus: a prospective randomized study[J]. Journal of clinical biochemistry and nutrition, 2021, 68 (2): 173–180.

[16] M Z Y, Deirdre B, Robert B, et al. The economic and clinical burden of nonalcoholic fatty liver disease in the United States and Europe[J]. Hepatology (Baltimore, Md), 2016, 64 (5): 1577–1586.

[17] C D T, V P R, Donatella C, et al. Discovery of Tropifexor (LJN452), a Highly Potent Non–bile Acid FXR Agonist for the Treatment of Cholestatic Liver Diseases and Nonalcoholic Steatohepatitis (NASH)[J]. Journal of medicinal chemistry, 2017, 60 (24): 9960–9973.

[18] Andrea H, Kevin N, Lauren F, et al. An update on the utility and safety of

cholinesterase inhibitors for the treatment of Alzheimer's disease[J]. Expert opinion on drug safety, 2020, 19 (2): 147−157.

[19] K A M, M D E, Yasmeen R, et al. Metformin suppresses gluconeogenesis by inhibiting mitochondrial glycerophosphate dehydrogenase[J]. Nature, 2014, 510 (7506): 542−6.

[20] M E K, C P E P, L N J S, et al. Presence of diabetes mellitus and steatosis is associated with liver stiffness in a general population: The Rotterdam study[J]. Hepatology (Baltimore, Md), 2016, 63 (1): 138−47.

[21] Mridha R A, Wree A, Robertson A A, et al. NLRP3 inflammasome blockade reduces liver inflammation and fibrosis in experimental NASH in mice[J]. Journal of Hepatology, 2017, 66 (5): 1037−1046.

[22] Kanokwan P , Apinya L , Kanokporn P , et al. Effects of Metformin on Hepatic Steatosis in Adults with Nonalcoholic Fatty Liver Disease and Diabetes: Insights from the Cellular to Patient Levels. [J]. Gut and liver, 2021, 15 (6): 827−840.

[23] Kenneth C. A diabetologist's perspective of non−alcoholic steatohepatitis (NASH): Knowledge gaps and future directions[J] Liver international: official journal of the International Association for the Study of the Liver, 2020, 40 (1): 82−88.

[24] Kanwal F, Kramer R J, Duan Z, et al. Trends in the Burden of Nonalcoholic Fatty Liver Disease in a United States Cohort of Veterans[J]. Clinical Gastroenterology and Hepatology, 2016, 14 (2): 301−308.

[25] Faghihzadeh F, Adibi P, Rafiei R, et al. Resveratrol supplementation improves inflammatory biomarkers in patients with nonalcoholic fatty liver disease[J]. Nutrition Research, 2014, 34 (10): 837−843.

[26] Marques C M, Motta V F, Torres T S, et al. Beneficial effects of exercise training (treadmill) on insulin resistance and nonalcoholic fatty liver disease in high−fat fed C57BL/6 mice[J]. Brazilian Journal of Medical and Biological Research, 2010, 43 (5): 467−475.

[27] Ratziu V, Harrison SA, Francque S, et al. Elafibranor, an Agonist of the

Peroxisome Proliferator–Activated Receptor–alpha and –delta, Induces Resolution of Nonalcoholic Steatohepatitis Without Fibrosis Worsening[J]. Gastroenterology, 2016, 150 (5): 1147–1159.

[28] Loomba R, Neutel J, Mohseni R, et al. VK2809, a novel liver–directed thyroid receptor beta agonist, significantly reduces liver fat with both low and high doses in patients with non–alcoholic fatty liver disease: a phase 2 randomized, placebo–controlled trial[J]. J Hepatol, 2019, 70: 150–151.

[29] Ross T T, Crowley C, Kelly L K, et al. Acetyl–CoA Carboxylase Inhibition Improves Multiple Dimensions of NASH Pathogenesis in Model Systems[J]. Cellular and Molecular Gastroenterology and Hepatology, 2020, 10: 829–851.

[30] Narjes N, Chrysa N, Katerina P, et al. Empagliflozin Attenuates Non–Alcoholic Fatty Liver Disease (NAFLD) in High Fat Diet Fed ApoE (–/–) Mice by Activating Autophagy and Reducing ER Stress and Apoptosis[J]. International Journal of Molecular Sciences, 2021, 22 (2): 818–838.

[31] Naveed S, David F, Stefan H, et al. Empagliflozin is associated with improvements in liver enzymes potentially consistent with reductions in liver fat: results from randomised trials including the EMPA–REG OUTCOME trial[J]. Diabetologia, 2018, 61: 2155–2163.

[32] Shirong Q, Yusuke N, Yasuyuki S, et al. Treatment with the SGLT2 inhibitor luseogliflozin improves nonalcoholic steatohepatitis in a rodent model with diabetes mellitus[J]. Diabetology & metabolic syndrome, 2015, 7 (1): 104–110.

[33] Ziyu M, Xiaohuan L, Ting L, et al. The SGLT2 inhibitor empagliflozin negatively regulates IL–17/IL–23 axis–mediated inflammatory responses in T2DM with NAFLD via the AMPK/mTOR/autophagy pathway[J]. International Immunopharmacology, 2021, 94: 107492–107492.

[34] Sana R, Sangam R, Aditya U, et al. Current treatment paradigms and emerging therapies for NAFLD/NASH[J]. Frontiers in bioscience (Landmark edition), 2021, 26 (1): 26206–237.

[35] Xiangyu G, Xunzhe Y, Zuojia L, et al. Non−Alcoholic Fatty Liver Disease (NAFLD) Pathogenesis and Natural Products for Prevention and Treatment[J]. International Journal of Molecular Sciences, 2022, 23 (24): 15489−15489.

[36] Cobbina E, Akhlaghi F. Non−alcoholic fatty liver disease (NAFLD)−pathogenesis, classification, and effect on drug metabolizing enzymes and transporters[J]. Drug Metabolism Reviews, 2017, 49 (2): 197−211.

[37] L S F, A B N, Mary R, et al. Mechanisms of NAFLD development and therapeutic strategies[J]. Nature medicine, 2018, 24 (7): 908−922.

[38] Li R, Junyan Z, Wei R, et al. Advancements in the treatment of non−alcoholic fatty liver disease (NAFLD) [J]. Frontiers in Endocrinology, 2023, (13): 1087260−1087260.

[39] Margarita P, Evangelos C. Diagnosis of Non−alcoholic Fatty Liver Disease (NAFLD): Current Concepts[J]. Current pharmaceutical design, 2018, 24(38): 4574−4586.

第二章 非酒精性脂肪肝的发病机制

NAFLD通常与流行性肥胖病并行，大多数患者的脂肪肝变性与饮食中脂肪摄入有关。NAFLD的特征是由于自由脂肪酸和脂质的从头合成增加，肝细胞中甘油三脂过量累积。NAFLD形成机制复杂，目前最能诠释NAFLD脂质毒性相关机制的学说是"二次打击"学说。胰岛素抵抗是NAFLD/NASH发生发展进程中最重要的机制，氧化应激、自噬和炎症诱导NASH进展。"第一击"，在人类NAFLD患者体内，肝脏饱和性脂肪增加、肝脏中二酰基甘油浓度上升，在NASH病人体内线粒体呼吸链复合物的活性降低，肝细胞发生凋亡。"第二击"，由于谷胱甘肽水平降低导致氧化应激，促使JNK/cJNK信号的过度激活，在脂肪肝中诱导细胞死亡，线粒体氧化内膜的氧化代谢能力下降、Keap1-核因子-2（Nrf2）通路激活导致内质网-氧化还原蛋白-二硫化物异构酶氧化周期产生无效循环导致ROS毒性水平的积累。

第一节 非酒精性脂肪肝病与胰岛素抵抗

肝脏脂质含量依赖于高脂肪饮食，NAFLD的初始阶段是肝脏甘油三脂的积累，随后脂肪组织（脂质分解）释放非酯化脂肪酸增加、脂质从头合成增加及β氧化减少构成肝脏脂质的潜在来源。虽然"二次打击"学说不能完全解释NAFLD过程中的一些分子机制和代谢改变，但是"二次打击"学说最能解释NAFLD进程中脂肪毒性相关的分子机制。"二次打击"学说，包括代谢通路的改变，都可以总结为"多次打击"，在"二次打击"中，甘油三脂积累是"第一击"，引起肝脏损伤，促进NAFLD发展成NASH的进程。脂肪的从头合成以及摄取外周组织分解的脂肪酸，会进一步引起肝脏中脂质堆积，在NAFLD"第一击"过程中，ACC1、FAS、SREBP-1c及脂肪分化相关蛋白的表达升高。NAFLD的致病因素以及相关机制较为复杂，"二次打击"学说逐渐向"多次打击"倾斜，但是胰岛素抵抗是造成NAFLD的关键"打击"。

胰岛素抵抗（IR）是指由于各种原因，胰岛素促进葡萄糖摄取和利用的效率下降，机体代偿性地分泌过多胰岛素产生高胰岛素血症，以维持血糖的稳定。胰岛素抵抗最终将导致内脏脂肪的持续分解并释放脂肪酸（尤其是饱和脂肪酸）进入门静脉，进入门静脉的游离脂肪酸增多，由于大量的游离脂肪酸供应，胰高血糖素补偿性刺激脂肪酸的合成并抑制脂肪酸的分解代谢，当脂肪酸的摄入超过机体的β氧化能力，TG大量合成并引起肝脏脂质变性。在此过程中，TG的大量合成会消耗积累的乙酰辅酶A，这可能同时也是一个保护机制，因为与TG在肝细胞中的蓄积相比较，非酯化脂肪酸或者脂酰辅酶A的堆积对肝细胞损害更大。在NAFLD病人体内，肝脏TG含量的60%来自于外周循环的游离脂肪酸酯化，26%来自于肝脏的脂肪酸从头合成（DNL）。肝脏脂质的从头合成途径主要是通过糖酵解和丙酮酸氧化脱羧，葡萄糖转化成乙酰辅酶A，乙酰辅酶A在乙酰辅酶A羧化酶（ACC）的作用下转化成丙二酰辅酶A，丙二酰辅酶A及乙酰辅酶A在脂肪酸合成酶（FAS）的作用下催化形成软脂酸。葡萄糖和胰岛素分别通过激活CHREBP、SREBP-1c诱导ACC、FAS等的合成，促进脂肪酸合成并促使脂肪酸进入脂肪组织，加速脂质的生成。

第二节　非酒精性脂肪肝病与NAFLD与脂肪酸从头合成

肝脏中TG含量的平衡状态由肝脏摄取和消耗脂肪酸控制，肝脏TG含量不是固定不变的，而是随着TG/游离脂肪酸的分配以及TG/游离脂肪酸线粒体β氧化情况而改变。中链脂肪酸无需肉碱转运可以直接进入线粒体膜，长链脂肪酸如棕榈酸、油酸、亚麻酸等进入到线粒体基质并进行β氧化需要借助载体–脂酰肉碱穿梭载体，这一穿梭途径受到丙二酰辅酶A的调控，丙二酰辅酶A通过抑制肉毒碱棕榈酰转移酶（Camitine palmitoyltransferase 1, CPT1）在脂肪酸氧化中起到关键的作用。丙二酰辅酶A可作为脂肪酸合成的底物一级脂肪酸氧化的调控因子参与到两条相反的通路中。丙二酰辅酶A是ACCs催化乙酰辅酶A形成的，ACCs有两类：ACC1、ACC2，由胞质中ACC1衍生的丙二酰辅酶A是长链脂肪酸生物合成的限速酶，是脂肪酸从头合成的重要调控因子，调控脂肪酸的合成，主要在脂肪生成活跃的组织中表达，如肝脏、脂肪组织、乳腺等；ACC2主要调控脂肪酸的氧化，ACC2在心肌、骨骼肌及肝脏中都有表达，ACC2催化生成的丙二酰辅酶A的可以有效抑制脂肪酸氧化，脂肪肝变性的机制之一是由于PPARγ、FABP、活化蛋白2（activator protein-2, ap2）的基因表达上调，PPARα、CPT1a基因表达下调造成线粒体氧化能力受损，下调ACC1、ACC2的基因表达增加肝脏脂肪的氧化，单独抑制ACC1则抑制脂质生成。

脂质从头合成受到葡萄糖和胰岛素信号通路的调节作用来应答膳食中碳水化合物摄入诱导的糖酵解及脂质基因表达。固醇调节元件结合蛋白（sterol regulatory element binding protein, SREBP）属于基本螺旋–环–螺旋–亮氨酸链（bHLH-Zip）转录因子大家族，目前，已得到确认的SREBPs家族成员有三个：固醇调节元件结合蛋白1c（sterol regulatory element binding protein 1 c, SREBP-1c）、固醇调节元件结合蛋白1α（sterol regulatory element binding protein 1 alpha, SREBP-1α）、固醇调节元件结合蛋白2（sterol regulatory element binding protein 2, SREBP2），它们已没有活性的前体形式被合成。在人体中，SREBP-2由染色体定位22q13处一个独立的基因合成，其基因序列有47%左右与SREBP-1一致，主要作用是促进胆固醇的形成。SREBP1c是胰岛素作用于脂质基因的主要调节因子，但是其活性本身不足以刺激糖酵解和脂质基因的表达。研究发现，肝脏转录因子CHREBP是葡萄糖诱导糖酵解基因表达所必须的，并且与SREBP1c共同作用于促进脂质基因的表达。另外，CHREBP也是LXRs的直接靶基因，而LXRs是脂质通路转录调控相关因子SREBP1c、SCD1、ACC1、FAS等的重要上游调控基因。氧甾醇被称为LXRs配体，但是葡糖糖也被证实可通过激活LXRs并激活其靶基因，这其中就包括CHREBP[22]。研究发现，饱食状态下，肝脏β氧化受到抑制，部分是由于胰岛素抑制白色脂肪族的脂解，减少血浆中自由脂肪酸含量，降低肝脏的摄取；部分原因是血糖和胰岛素直接减慢脂肪酸进入线粒体的速度。在葡萄糖和胰岛素同时存在的情况下，CHREBP和SREBP-1c共同作用调控脂代谢相关基因的转录，所有糖脂代谢过程中的各种酶的基因，如ACC、FAS、SCD和ATP柠檬酸裂解酶等的转录表达达到最大活性都需要CHREBP的作用。SREBP-1c还受LXRs调控，LXR可上调SREBP-1c基因表达，并同时伴随着SREBP-1c蛋白水平的提高并促进脂肪酸的合成。总的来说，胰岛素水平升高导致肝脏脂质生成：胰岛素通过上调肝脏中脂质合成调控基因LXRα或者LXRβ的表达，LXR通过LXR应答元件特异性激活SREBP-1c基因转录，随着SREBP-1c的激活，其下游基因FAS、ACC、SCD-1等脂质合成基因活化，促进肝脏脂质生成。

第三节　非酒精性脂肪肝病与脂肪酸氧化

随着肝细胞脂肪酸氧化的发生，脂肪酸氧化相关蛋白、酶的表达显著增加，转录及翻译的相关蛋白表达下降。脂肪酸的氧化受PPARs调节，PPARα是PPARs研究最为广泛的亚型，主要在哺乳动物心脏和肝脏中表达，Nakamura等研究发现，PPARα缺乏的同时，丙二酰辅酶A脱羧酶水平显著降低，丙二酰辅酶A水平升高，抑制脂肪酸氧化并促进脂肪酸合成，PPARα敲除的小鼠在禁食状态下肝细胞中的甘油三酯水平高出野生型小鼠约3倍。NAFLD的主要特征是TG在肝实质细胞的聚集，肝细胞合成及摄取的游离脂肪酸增加、TG合成增加并且脂肪酸在肝细胞线粒体内氧化利用相对不足是造成肝脏中TG合成与输出的失衡的主要机制。在脂肪肝脂质变性阶段与肥胖机体中，PPARα下调与胰岛素抵抗有关，这一下调有利于脂肪生成，抑制脂肪酸氧化，而过氧化物酶体增殖物激活γ受体（Peroxisome Proliferator-activated receptor γ，PPARγ）上调促进脂肪酸合成，PPARγ是脂质形成的重要转录调控因子，在脂质蓄积过程中起着重要作用。在肥胖机体脂肪肝的发生过程中，胰岛素抵抗引起的高胰岛素血症可以通过诱导肝脏FAT/CD36表达促进肝脏脂质堆积、肝胰岛素抵抗及血糖代谢紊乱。

综上所述，胰岛素通过上调和激活SREBP1c及诱导ACC1的表达促进肝脏脂质的从头合成，由ACC1衍生的丙二酰辅酶A是调控脂肪酸从头合成的调控因子，上调脂肪酸合成和下调脂肪酸氧化的主要应答是丙二酰辅酶A含量下降。丙二酰辅酶A被认为是脂肪酸合成与氧化的分子"开关"。肥胖机体中过量的肝脏脂质堆积是胰岛素抵抗的核心致病因素，另一种可能是肝脏胰岛素抵抗本身可以促进线粒体功能的改变。

第四节　非酒精性脂肪肝病与氧化应激

氧化应激是由于活性氧（ROS）和活性氮（RNS）的产生与机体抗氧化能力之间的平衡改变而引起的，由此导致的失衡涉及到各种生理、病理情况，其中氧化损伤导致组织损伤和细胞死亡。但是，ROS和RNS的影响并非总是有害，在生理水平下，它们在几个重要的细胞过程中起着基本的信号作用和生理调节机制。ROS包括羟基（OH–）、超氧阴离子基（O^{2-}）、过氧化氢（H_2O_2）等。线粒体脂肪酸氧化及过氧化、微粒体对长链和超长链脂肪酸的 ω 氧化（CYP4502E1、CYP4504A）以及线粒体复合体I、III的分子缺陷是造成氧化应激的主要因素。另外，SCD1的减少及抗氧化物质耗尽也可以导致ROS的蓄积。

肝细胞线粒体脂肪酸氧化能力下降、二酰基甘油（DAG）蓄积增加、PKC-epsilon激活、肝脏发生胰岛素抵抗，肝脏脂质含量增加会导致脂肪酸氧化速率代偿性增加，并导致ROS大量生成，加重肝脏氧化应激，降低肝脏抗氧化能力，是NAFLD发展成为NASH或者肝纤维化的关键因素。线粒体 β 氧化速率增加，电子转移到呼吸链中并导致高电子摄入、低电子输出的不平衡状态，积累在线粒体呼吸链复合物中的电子促进ROS生成，从而释放TNF α 及FAS，引起线粒体膜通透性改变及细胞凋亡。线粒体呼吸链功能障碍及线粒体损伤反应了线粒体蛋白在过氧硝酸盐及过氧硝酸盐衍生物自由基作用下的硝基化，肝脏TNF水平和诱导性一氧化氮合酶的表达进一步促进过氧亚硝酸盐的形成并抑制线粒体的呼吸作用。

高脂饮食引起线粒体功能障碍的重要发病机制是硝化氧化应激，体内的活性氮主要包括具有高氧化活性的自由基及硝基类化合物，如：过氧亚硝基阴离子（ONOO−）及其质子形式的过氧亚硝基（HOONO）等。体内的NO由NO合成酶催化产生，在NAFLD病人体内，线粒体呼吸链功能障碍及线粒体损伤反应了线粒体蛋白在过氧硝酸盐及过氧硝酸盐衍生物自由基作用下的硝基化，肝脏TNF水平和诱导性一氧化氮合酶的表达进一步促进过氧亚硝酸盐的形成并抑制线粒体的呼吸作用，给与抗TNFα治疗有益于线粒体复合物活性、α氧化活力及肝脏组织学改善。氧化应激通过触发炎症信号破坏脂质、蛋白质、DNA分子并促进单纯脂质变性到NASH进程，与此同时，ROS的过度产生通过减少GSH含量及抑制抗氧化剂的活性降低机体抗氧化能力。在此过程中，肝脏抗氧化途径代偿性增强。慢性的氧化应激在NAFLD病人肝脏中显著增高，氧化应激来源于游离脂肪酸、促炎性细胞因子和TNFα的作用，肝细胞的脂质过氧化水平升高会导致上述因素的累积。mGSH减少，肝细胞对TNF及FAS引起的脂肪肝炎敏感度上升，线粒体中游离胆固醇负荷增大，CYP450总含量增加，进一步促进脂肪肝病人的氧化应激水平。线粒体功能障碍引起脂质在肝脏中的堆积并促进肝脏脂质过氧化，生成大量ROS并释放促炎因子，引起炎症甚至导致肝细胞死亡。高脂饮食增加脂质代谢并降低脂代谢中间产物NAD+/NADH及含量，降低β氧化导致脂质堆积。

第五节　非酒精性脂肪肝病与新型气体信号分子

H_2S是继内源性气体信号分子NO和CO后被发现的第三种气体信号分子。在哺乳动物体内可生成内源性H_2S气体，其产生持续，弥散迅速，且在体内的作用范围广泛，在机体中发挥着非常重要的生物学作用。近年来大量的研究证实，H_2S在全身各个系统中都有着较为广泛的生物学效用，参与多种系统疾病的发生发展和多种组织器官的病理生理过程，如心血管、内分泌、呼吸、消化等，是目前生物研究领域的研究热点之一。

机体在含硫氨基酸代谢过程中生成内源性H_2S，胞浆内主要以L-半胱氨酸为底物，在胱硫醚β合酶CBS或者CSE催化下生成H_2S，在线粒体中，3-MST催化巯基丙酮酸生成H_2S。硫化氢生成酶的分布具有组织特异性，如：CSE主要位于心血管、肝脏、肾脏和大脑等器官组织，CBS主要在肾脏、大脑和神经元等器官组织，3-MST主要分布于脑细胞、红细胞，心血管等器官组织。CSE、CBS和3-MST蛋白均出现在肝脏中，并在不同程度上促进肝脏H_2S生成。为了保持适当生理水平的H_2S，机体通过氧化，甲基化，排泄和呼吸消除H_2S。氧化和甲基化是H_2S消除的重要机制，H_2S发生甲基化在胞浆中，而线粒体首先将H_2S氧化成硫代硫酸盐，然后再氧化为亚硫酸盐或硫酸盐，这些亚硫酸盐或硫酸盐由尿液中的肾脏排出，线粒体的氧化要比甲基化快得多。此外，高铁血红蛋白和其他一些蛋白质在血液和组织中清除H_2S，最后通过肺呼吸排出H_2S，在健康人中，只有很少的H_2S通过肺被清除。

CSE和CBS大量存在于肝脏中，涉及H_2S的内源性产生及其代谢，因此肝脏是H_2S生成及其清除的重要器官。CBS对于肝功能正常是非常重要的，其缺陷导致临床异常，特别是脂肪肝。纯合子CBS缺失（CBS-/-）影响出生后的生长和生存并对肝脏有害。组织学观察发现，CBS-/-小鼠肝脏肝细胞显示双核和多核性增大，保内充满小泡状脂滴，这一脂质变性特征早在出生后14天就能检测到。而Robet等则发现，15天龄CBS-/-小鼠不仅呈现出脂质变性，由于CBS的缺失，肝脏同型半胱氨酸水平增加20倍，肝脏氧化应激加剧，肝小叶周围单核细胞出现炎性浸润并发生肝纤维化。限制饮食中半胱氨酸含量，CSE敲除鼠10周内死亡率高达90%，补充半胱氨酸而不是H_2S供体，CSE敲除小鼠死亡率降低。非酒精性脂肪性肝炎大鼠肝脏内源性H_2S合成减少。

关于H_2S对肝脏脂质代谢的影响，目前的相关研究有限。Jain等发现，正常人空腹状态下，H_2S含量与血脂水平、HDL-c水平呈高度正相关，与HDL-c/

LDL-c呈负相关。Namekata等报导，在CBS-KO小鼠体内由于高同型半胱氨酸血症引起脂质代谢异常，CBS-KO小鼠血清、肝脏中甘油三酯、非酯化胆固醇和非酯化氨基酸水平显著升高，HDL-c上调，LDL-c下降，且存在脂肪酸β氧化受损，巯基化酶活性水平下降，VLDL分泌受损引起脂肪变性，但研究中并未明确H_2S水平及其是否与脂质代谢异常及脂质变性的发生发展有关。此外，研究发现，高同型半胱氨酸血症饮食致动脉粥样硬化的C57BL/6J小鼠并未引起血脂异常。提示：CBS-KO小鼠主要引起高同型胱氨酸血症而不是脂质代谢异常，这可能与肝脏中CBS的分布较少有关。CSE是肝脏中除CBS以外的重要H_2S生成酶。研究发现，与野生型小鼠相比，给与CSE-KO小鼠高脂饲养，血浆总胆固醇和LDL-c水平升高，HDL-c水平下降；而给与CSE-KO小鼠外源性NAHS后，血脂水平得到改善，动脉粥样硬化损伤降低；而给与CSE-KO小鼠常规饮食喂养，并未出现肝脏脂肪变性或其他肝脏病理改变。

采用NaHS治疗，肝细胞GSH水平显著升高，肝脏CYP2E1活性和脂质过氧化水平降低，氧化应激水平降低。H_2S还可刺激Nrf2与抗氧化基因启动子谷氨酸半胱氨酸连接酶催化亚基谷氨酸半胱氨酸连接酶修饰的核易位和结合，且CSE-KO小鼠胚胎成纤维细胞（MEF）中，氧化应激水平高于用Na HS处理拯救的WT小鼠。用NaHS处理WT MEFs使得CBS的m RNA水平增加了2.2倍，而CSE的m RNA水平增加了3.2倍，而在Nrf2缺陷的MEFs中CBS和CSE表达的增加并不明显。提示：H_2S的抗氧化作用与Nrf2的Kelch样ECH相关蛋白-1（Kelch-like ECH-associate protein 1, Keap1）的解离有关，导致Nrf2易位和细胞保护基因的表达增加与氧化应激有关，内源性H_2S或H_2S供体补充可能在生理或病理生理条件下保持正常的脂质代谢。目前，硫化氢形成脂蛋白谱和控制肝脏脂质代谢的机制仍有待进一步研究。

参考文献:

[1] Chalasani N, Younossi Z, Lavine JE, et al. The diagnosis and management of non-alcoholic fatty liver disease: practice guideline by the American Association for the Study of Liver Diseases, American College of Gastroenterology, and the American

Gastroenterological Association[J]. Hepatology, 2012, 55: 2005–2023.

[2] Treeprasertsuk S, Björnsson E, Enders F, et al. NAFLD fibrosis score: A prognostic predictor for mortality and liver complications among NAFLD patients[J]. World Journal of Gastroenterology, 2013, 19 (8): 1219–1229.

[3] Younossi ZM, Koenig AB, Abdelatif D, et al. Global epidemiology of nonalcoholic fatty liver disease–meta–analytic assessment of prevalence, incidence and outcomes[J]. Hepatology, 2016, 64: 73–84.

[4] Bazick J, M Donithan, Neuschwander Tetri D, et al. Clinical model for NASH and advanced fibrosis in adult patients with diabetes and NAFLD: Guidelines for referral in NAFLD[J]. Diabetes Care, 2015, 38 (7): 1347–1355.

[5] Neuschwander–Tetri B A, Caldwell S H. Nonalcoholic steatohepatitis: summary of an AASLD Single Topic Conference[J]. Hepatology, 2003, 38 (2): 1202–1209.

[6] Adams LA, Anstee QM, Tilg H, Targher G. Non–alcoholic fatty liver disease and its relationship with cardiovascular disease and other extrahepatic diseases[J]. Gut, 2017, 66: 1138–1153.

[7] Cusi K. Role of Obesity and Lipotoxicity in the Development of Nonalcoholic Steatohepatitis: Pathophysiology and Clinical Implications[J]. Gastroenterology, 2012, 142 (4): 711–725.

[8] Leamy A K, Egnatchik R A, Young J D. Molecular mechanisms and the role of saturated fatty acids in the progression of non–alcoholic fatty liver disease[J]. Progress in Lipid Research, 2013, 52 (1): 165–174.

[9] Buzzetti E, Pinzani M, Tsochatzis E A. The multiple–hit pathogenesis of non–alcoholic fatty liver disease (NAFLD)[J]. Metabolism–clinical & Experimental, 2016, 65 (8): 1038–1048.

[10] Acke F, Luedde T, Trautwein C. Inflammatory pathways in liver homeostasis and liver injury[J]. Clinical Reviews in Allergy & Immunology, 2009, 36 (1): 4–12.

[11] Kohjima M, Enjoji M, Higuchi N, et al. Re-evaluation of fatty acid

metabolism-related gene expression in nonalcoholic fatty liver disease[J]. International Journal of Molecular Medicine, 2007, 20 (3): 351-358.

[12] Zámbó V, Simonszabó L, Szelényi P, et al. Lipotoxicity in the liver[J]. World Journal of Hepatology, 2013, 5 (10): 550-557.

[13] Dentin R, Girard J, Postic C. Carbohydrate responsive element binding protein (ChREBP) and sterol regulatory element binding protein-1c (SREBP-1c): two key regulators of glucose metabolism and lipid synthesis in liver[J]. Biochimie, 2005, 87 (1): 81-86.

[14] Den B M, Voshol P J, Kuipers F, et al. Hepatic steatosis: a mediator of the metabolic syndrome. Lessons from animal models[J]. Arteriosclerosis Thrombosis & Vascular Biology, 2004, 24 (4): 644-649.

[15] 李快. 肉毒碱棕榈酰转移酶1A在肝脏、胰腺和脂肪细胞中的功能研究 [D]. 中国科学技术大学, 2012.

[16] Mao J, Demayo F J, Li H, et al. Liver-Specific Deletion of Acetyl-CoA Carboxylase 1 Reduces Hepatic Triglyceride Accumulation without Affecting Glucose Homeostasis[J]. Proceedings of the National Academy of Sciences of the United States of America, 2006, 103 (22): 8552-8557.

[17] Cong W N, Tao R Y, Tian J Y, et al. The establishment of a novel non-alcoholic steatohepatitis model accompanied with obesity and insulin resistance in mice[J]. Life Sciences, 2008, 82 (19): 983-990.

[18] Giby V G, Ajith T A. Role of adipokines and peroxisome proliferator-activated receptors in nonalcoholic fatty liver disease[J]. World journal of hepatology, 2014, 6 (8): 570-579.

[19] Foufelle F, Ferré P. New perspectives in the regulation of hepatic glycolytic and lipogenic genes by insulin and glucose: a role for the transcription factor sterol regulatory element binding protein-1c[J]. Biochem J, 2002, 366 (02): 377-391.

[20] Ma L, Tsatsos NG, Towle HC. Direct role of ChREBP. Mlx in regulating hepatic glucose-responsive genes[J]. J Biol Chem, 2005, 280 (12): 12019-12027.

[21] Cha JY, Repa JJ. The liver X receptor (LXR) and hepatic lipogenesis. The carbohydrate-response element-binding protein is a target gene of LXR[J]. J Biol Chem, 2007, 282 (1): 743-751.

[22] Denechaud PD, Dentin R, Girard J, Postic C. Role of ChREBP in hepatic steatosis and insulin resistance[J]. FEBS Lett, 2008, 582 (1): 68-73.

[23] Sidossis LS, Stuart CA, Shulman GI, et al. Glucose plus insulin regulate fat oxidation by controlling the rate of fatty acid entry into the mitochondria[J]. J Clin Invest, 1996, 98 (10): 2244-2250.

[24] Dentin R, Pégorier J P, Benhamed F, et al. Hepatic glucokinase is required for the synergistic action of ChREBP and SREBP-1c on glycolytic and lipogenic gene expression[J]. Journal of Biological Chemistry, 2004, 279 (19): 20314-20326.

[25] 缪雪钦，胡继芬，陈丽红. 肝X受体α、胆固醇调节元件结合蛋白1c介导脂质代谢紊乱在子痫前期中的作用及机制[J]. 中华高血压杂志，2015，23（02）：161-167.

[26] Schultz J R, Tu H, Luk A, et al. Role of LXRs in control of lipogenesis[J]. Genes & Development, 2000, 14 (22): 2831-2838.

[27] Nakamura M T, Yudell B E, Loor J J. Regulation of energy metabolism by long-chain fatty acids[J]. Progress in Lipid Research, 2014, 53 (1): 124-144.

[38] Okamura M, Inagaki T, Tanaka T, Sakai J. Role of histone methylation and demethylation in adipogenesis and obesity[J]. Organogenesis, 2010, 6 (01): 24-32.

[29] Buqué X, Cano A, Miquilenacolina M E, et al. High insulin levels are required for FAT/CD36 plasma membrane translocation and enhanced fatty acid uptake in obese Zucker rat hepatocytes[J]. American Journal of Physiology Endocrinology & Metabolism, 2012, 303 (4): 504-514.

[30] Steneberg P, Sykaras A G, Backlund F, et al. Hyperinsulinemia Enhances Hepatic Expression of the Fatty Acid Transporter Cd36 and Provokes Hepatosteatosis and Hepatic Insulin Resistance[J]. Journal of Biological Chemistry, 2015, 290 (31): 19034-19043.

[31] Foster D W. Malonyl-CoA: the regulator of fatty acid synthesis and oxidation[J]. Journal of Clinical Investigation, 2012, 122 (6): 1958-1959.

[32] Patti M E, Corvera S. The role of mitochondria in the pathogenesis of type 2 diabetes[J]. Endocrine Reviews, 2010, 31 (3): 364-395.

[33] Fromenty B, Robin M A, Igoudjil A, et al. The ins and outs of mitochondrial dysfunction in NASH[J]. Diabetes & Metabolism, 2004, 30 (2): 121-138.

[34] Feldstein A E, Bailey S M. Emerging role of redox dysregulation in alcoholic and nonalcoholic fatty liver disease[J]. Antioxidants & Redox Signaling, 2011, 15 (2): 421-424.

[35] Zhang D, Liu Z X, Choi C S, et al. Mitochondrial dysfunction due to long-chain Acyl-CoA dehydrogenase deficiency causes hepatic steatosis and hepatic insulin resistance[J]. Proceedings of the National Academy of Sciences of the United States of America, 2007, 104 (43): 17075-17080.

[36] Pessayre D, Fromenty B. NASH: a mitochondrial disease[J]. Journal of Hepatology, 2005, 42 (6): 928-940.

[37] 李夏. 肠源性内毒素血症在非酒精性脂肪性肝病发生发展中的作用[D]. 山西医科大学，2004.

[38] García-Ruiz I, Fernández-Moreira D, Solís-MuOz P, et al. Mitochondrial complex i subunits are decreased in murine nonalcoholic fatty liver disease: Implication of peroxynitrite[J]. Journal of Proteome Research, 2010, 9 (5): 2450-2459.

[39] Koliaki, Chrysi, Szendroedi, et al. Adaptation of Hepatic Mitochondrial Function in Humans with Non-Alcoholic Fatty Liver Is Lost in Steatohepatitis[J]. Cell Metabolism, 2015, 21 (5): 739-746.

[40] García-Ruiz I, Rodríguez-Juan C, Díaz-Sanjuan T, et al. Uric acid and anti - TNF antibody improve mitochondrial dysfunction in ob/ob mice[J]. Hepatology, 2006, 44 (3): 581-591.

[41] Garcíaruiz I, Solísmuñoz P, Fernándezmoreira D, et al. High-fat diet decreases activity of the oxidative phosphorylation complexes and causes nonalcoholic

steatohepatitis in mice[J]. Disease Models & Mechanisms, 2014, 7 (11): 1287–1296.

[42] Begriche K, Igoudjil A, Pessayre D, et al. Mitochondrial dysfunction in NASH: causes, consequences and possible means to prevent it[J]. Mitochondrion, 2006, 6 (1): 1–28.

[43] 高璠，琚坚，王伟，等. 威灵仙总皂苷对实验性非酒精性脂肪性肝炎大鼠氧化应激的干预作用[J]. 世界华人消化杂志，2016，24（07）：1070–1075.

[44] Lu Y, Cederbaum A I. CYP2E1 potentiation of LPS and TNF α –induced hepatotoxicity by mechanisms involving enhanced oxidative and nitrosative stress, activation of MAP kinases, and mitochondrial dysfunction[J]. Genes & Nutrition, 2010, 5 (2): 149–167.

[45] Camps J, Garc í aheredia A. Introduction: Oxidation and Inflammation, A Molecular Link Between Non–Communicable Diseases[J]. Oxygen Transport to Tissue XXXIII, 2014, 824: 1–4.

[46] Akie T E, Liu L, Nam M, et al. OXPHOS–Mediated Induction of NAD+ Promotes Complete Oxidation of Fatty Acids and Interdicts Non–Alcoholic Fatty Liver Disease[J]. Plos One, 2015, 10 (5): 0125617.

[47] 武彦宁，王利军，翟云，等. 肝星状细胞合成气体信号分子H2S的测定及其意义[J]. 世界华人消化杂志，2010，18（11）：1152–1156.

[48] Wang, R. Physiological Implications of Hydrogen Sulfide: A Whiff Exploration That Blossomed[J]. Physiological Reviews, 2012, 92 (2): 791–896.

[49] Kimura H. Hydrogen sulfide: its production, release and functions[J]. Folia Pharmacologica Japonica, 2012, 139 (1): 113–121.

[50] Mani S, Li H, Untereiner A, et al. Decreased Endogenous Production of Hydrogen Sulfide Accelerates Atherosclerosis[J]. Circulation, 2013, 127 (25): 2523–2534.

[51] Papapetropoulos A, Pyriochou A, Altaany Z, et al. Hydrogen sulfide is an endogenous stimulator of angiogenesis[J]. Proceedings of the National Academy of Sciences, 2009, 106 (51): 21972–21977.

[52] Singh S, Banerijee R. PLP-dependent H2S Biogenesis[J]. Biochim Biophys Acta, 2011, 1814 (11): 1518-1527.

[53] Whiteman M, Trionnaire S L, Chopra M, et al. Emerging role of hydrogen sulfide in health and disease: Critical appraisal of biomarkers and pharmacological tools[J]. Clinical Science, 2011, 121 (11): 459-488.

[54] Mani S, Untereiner A, Wu L, et al. Hydrogen Sulfide and the Pathogenesis of Atherosclerosis[J]. Antioxid Redox Signal, 2014, 20 (5): 805-817.

[55] Levitt M D, Julie F, John S, et al. Detoxification of hydrogen sulfide and methanethiol in the cecal mucosa[J]. Journal of Clinical Investigation, 1999, 104 (8): 1107-1114.

[56] Morselli-Labate A M, Fantini L, Pezzilli R. Hydrogen Sulfide, Nitric Oxide and a Molecular Mass 66 u Substance in the Exhaled Breath of Chronic Pancreatitis Patients[J]. Pancreatology, 2007, 7 (5-6): 497-504.

[57] Wang R. Two's company, three's a crowd: can H2S be the third endogenous gaseous transmitter?[J]. Faseb Journal Official Publication of the Federation of American Societies for Experimental Biology, 2002, 16 (13): 1792-1798.

[58] Watanabe, M, Osada, J, Aratani, et al. Mice deficient in cystathionine beta-synthase: animal models formild and severe homocyst (e)inemia[J]. Proc. Natl. Acad. Sci. U. S. A, 1995, 92 (5): 1585-1589.

[59] Robert, K, Nehme, J, Bourdon, E, et al. Cystathionine beta synthase deficiency promotes oxidative stress, fibrosis, and steatosis in mice liver[J]. Gastroenterology, 2005, 128 (5): 1405-1415.

[60] Mani S, Yang G, Wang R. A critical life-supporting role for cystathionine gamma-lyase in the absence of dietary cysteine supply[J]. Free Radic. Biol. Med, 2011, 50 (10): 1280-1287.

[61] 武彦宁, 蔡照华, 孙海梅, 等. 非酒精性脂肪性肝炎大鼠肝脏内源性H2S合成减少[J]. 首都医科大学学报, 2010, 31（03）: 287-292.

[62] Jin Z, Chan H, Ning J, et al. The role of hydrogen sulfide in pathologies of the

vital organs and its clinical application[J]. Journal of Physiology & Pharmacology An Official Journal of the Polish Physiological Society, 2015, 66 (2): 169–179.

[63] Jain S K, Micinski D, Lieblong B J, et al. Relationship between hydrogen sulfide levels and HDL–cholesterol, adiponectin, and potassium levels in the blood of healthy subjects[J]. Atherosclerosis, 2012, 225 (1): 242–245.

[64] Namekata K1, Enokido Y, Ishii I, et al. Abnormal Lipid Metabolism in Cystathionine β–Synthase deficient Mice, an Animal Model for Hyperhomocysteinemia[J]. Journal of Biological Chemistry, 2004, 279 (51): 52961–9

[65] 张卿卿. H2S预处理对肝脏缺血再灌注损伤的保护作用及其机制研究[D]. 第二军医大学，2012.

[66] 阳丹才让，邓勇，任利，等. 硫化氢对MDA及GSH在大鼠肝星状细胞氧应激中表达的影响[J]. 世界华人消化杂志，2009，17（36）：3725–3728.

[67] Yang G. Hydrogen sulfide in cell survival: a double–edged sword[J]. Expert Review of Clinical Pharmacology, 2011, 4 (1): 33–47.

[68] Yang G, Zhao K, Ju Y, et al. Hydrogen Sulfide Protects Against Cellular Senescence\r, via\r, S\r, –Sulfhydration of Keap1 and Activation of Nrf2[J]. Antioxidants & Redox Signaling, 2013, 18 (15): 1906–1919.

[69] Hourihan J M, Kenna J G, Hayes J D. The Gasotransmitter Hydrogen Sulfide Induces Nrf2–Target Genes by Inactivating the Keap1 Ubiquitin Ligase Substrate Adaptor Through Formation of a Disulfide Bond Between Cys–226 and Cys–613[J]. Antioxidants & Redox Signaling,2013,19 (5): 465–481.

第三章 运动与黑果枸杞对非酒精性脂肪肝的干预效果的实验研究

NAFLD的发病机制十分复杂，目前，较为公认的是遗传易感性与多元代谢紊乱相互作用导致疾病的发生。至今尚无能圆满解释NAFLD所有临床现象的理想学说，目前较为公认的为Day和James提出的"二次打击学说"，该学说认为，由于肥胖或代谢综合征等其他因素（遗传、药物等原因）会导致体内胰岛素过多引发胰岛素抵抗（IR）作为首次打击，引发脂质变性。脂质变性的肝细胞活力下降，这时增多的氧化代谢产物引发了氧化应激作为二次打击，使得脂质变性的肝细胞发生炎症、坏死甚至纤维化。NAFLD以慢性肝细胞大泡性脂质变性为主要特征[17]。肝脏脂质沉积是影响NAFLD发生、发展和转归的重要因素[18-19]。肝脏脂质稳态依赖于甘油三酯的摄取、从头合成、氧化和转运途径的动态平衡[20]。

运动与肝脏内在效应的交联主要体现在β-氧化及脂质合成。研究发现，运动能够提高BALB/c小鼠体内β氧化活性，提示：运动的有益作用包含刺激脂肪酸氧化。脂肪酸氧化主要在三个细胞器中发生，包括线粒体β氧化，主要负责代谢短、中、长链脂肪酸；过氧化酶体β氧化主要负责代谢极长链脂肪酸以及微粒体ω氧化。另外，细胞色素P4504A（Cytochrome P450, CYP4A）亚家族可以氧化分解极长链脂肪酸成为双羧酸。SREBP-1c在人和鼠的大部分组织中都有表达，但是肝脏组织和白色脂肪组织中表达最多，在甘油三酯和磷脂形成中其关键作用，调节脂肪酸合成所有基因的表达。SREBP-1c的调控因子主要有：1）肿瘤坏死因子α（Tumor Necrosis Factor-α，TNFα）是NAFLD易感因子，可通过影响胰岛素信号转导而上调SREBP-1c mRNA表达，导致肝细胞脂质代谢失衡；伴随肝脂质变性的加剧，TNFα促进表达的程度也越高；而肝脏脂质变性的改善多伴有TNFα、SREBP-1c mRNA的表达下调。2）肝X受体α（liver X Receptors, LXRs）是氧化性固醇激活的核受体超家族成员LXRs的亚型，在肝脏中高度表达。研究发现[35]，过表达的LXRα可激活脂肪细胞表达SREBP-1c及其相应靶基因包括成脂基因，生成大量的脂肪酸并在肝脏大量堆积，引起肝细胞脂质变性。3）细胞色素P450亚酶2E1（Cytochrome P450, Family 2, Subfamily E, Polypeptide 1, CYP2E1）是主要的微粒体氧应激和脂质过氧化反应的来源，其活性增加可促进大量的自由基（特别是超氧化物）或ROS生成，从而在脂肪肝中导致促氧化物和抗氧化物比例失衡，进而导致NASH。我们拟通过有氧运动干预和黑果枸杞提取物干预，探讨有氧运动及黑果在高糖高脂膳食诱导的非酒精性脂肪肝中的干预效果及可能机制，为非酒精性脂肪肝病的早期防治提供理论依据。

第一节　非酒精性脂肪肝病小鼠模型的建立与评价

NAFL是一种无过量饮酒史的肝脏代谢性慢性病。近年来由于人们饮食结构的变化，脂肪肝的发病率逐年递升。目前临床及基础研究方面存在诸多问题，如动物模型不规范、未能真正反映不同病因病机所致的脂肪肝，观察指标少，疗效判定不客观等问题。由于脂肪肝发生机理各异，研究不同方法不同原因所造的动物模型就显得尤为重要。现代脂肪肝动物模型主要有体外和体内两种。体外模型在国内外研究较少，主要用于细胞水平进行脂肪肝发病机制及干预治疗的研究。体内模型主要分为非酒精性脂肪肝模型和酒精性脂肪肝模型，主要用于探索脂肪肝发病机制、筛选药物、评价诊断方法等的研究。目前已知临床发病率较高的NAFL为高脂血症性脂肪肝，其次为肥胖性脂肪肝，而其他脂肪肝虽有发生，但不多见。为此，当前开展对NAFL模型的方法学研究多以高脂血症性脂肪肝和肥胖性脂肪肝为主。在模型建构中以营养失调性大鼠脂肪肝模型且此种建模方式较为稳定、成熟，造价相对低廉，因而被认为是目前最有效的造模方式。本实验通过7周高糖高脂灌注正常SD大鼠以诱导大鼠发生NAFL，用常规手段评价建模，为后续的相关实验研究奠定基础。

一、材料与方法

（一）实验对象

实验对象：19-21g（3周龄）昆明（KM）种雄性小鼠130只；动物批号：43004700016394，由湖南省斯莱克景达实验动物有限公司提供；生产许可证：SCXK（湘）2011-0003，小鼠饲养于湖南师范大学体适能与运动康复湖南省重点实验室动物房， 室温22℃-24℃，湿度40%-60%，自由进食和进水，每周更换垫料2次，动物实验室、饲养用具定期消毒灭菌，自然昼夜照明，遵循12h/12h明暗周期。小鼠适应性喂养4d后，进行模型构建。

（二）主要试剂

纯压榨花生油	市售
蔗糖、动物用复合维生素、微量元素	市售
吐恩80（药用）	上海晶都生物技术有限公司
AST试剂盒	南京建成生物工程研究所
10%水合氯醛	邵阳市中心医院
ALT 试剂盒	南京建成生物工程研究所
甲苯胺蓝	上海伊卡生物技术有限公司
TG试剂盒	南京建成生物工程研究所
无水乙醇	天津市大茂化学试剂厂
TC试剂盒	南京建成生物工程研究所
医用酒精	南阳市卫达消毒制品有限公司
HDL-c试剂盒	南京建成生物工程研究所
冰醋酸	上海联试化学试剂有限公司
LDL-c试剂盒	南京建成生物工程研究所
多聚甲醛	东莞市乔科化学有限公司

中性树胶   上海懿洋仪器有限公司

（三）仪器与设备

YD-A摊片机	浙江金华益迪医疗设备厂
DK-600电热恒温水浴箱	上海精宏实验设备有限公司
YD-335轮转切片机	浙江金华益迪医疗设备厂
FM70型制冰机	美国GRANT公司
DHG-9076A台式电热恒温鼓风干燥箱	上海精宏实验设备有限公司
FA2104N电子分析天平	上海民桥精密科学仪器有限公司
PHS-3B精密酸度计	上海仪电科学仪器股份有限公司
Infinite M200 PRO自动酶标仪	瑞士TECAN公司
TGL-16M台式高速冷冻离心机	湖南湘仪离心机仪器有限公司
YXQ-LS-75SII立式压力蒸汽灭菌器	上海博迅医疗生物仪器股份有限公司
移液枪	德国eppendorf公司
702型超低温冰箱	美国Thermo公司
倒置相差显微镜	日本Olympus公司
AYJ1-1002-U艾科浦超纯水系统	重庆颐洋企业发展有限公司
BW-TDM709动物跑台	上海软隆科技发展有限公司
Simple PCI专业图像分析系统	美国Compix公司

（四）10%蔗糖溶液的制备

70ml蒸馏水加热到80℃时加入蔗糖10g，充分搅拌直至完全溶解，补充蒸馏水至100ml即制成浓度为10%的蔗糖溶液。

（五）动物模型构建

KM种小鼠适应性喂养4d后，构建高糖高脂膳食诱导NAFLD模型。随机挑选10只老鼠作为正常对照组（ZC），其余为高糖高脂膳食诱导非酒精性脂肪肝模型组（MX），共150只，所有动物均给以普通饲料、自由饮水；高糖高脂膳食诱导非酒精性脂肪肝模型组每天上午给与花生油与蔗糖混合液灌胃（10ml/kg体重），正常对照组灌注等量的生理盐水。每周计量2次体重，根据体重调整相应的灌胃量，实验共持续7周。第7周末，动物禁食12小时后麻醉，眼球取血后处死，常规收集血清用于相关指标检测。剖腹，迅速取肝脏并称量湿重，取肝脏右叶相似部位进行病理组织学检测和常规制备肝脏匀浆。

二、样本收集及指标检测

（一）血清ALT、AST、TC、TG、LDL-c、HDL-c含量检测

1.血清谷丙转氨酶（Alanine aminotransferase, ALT）测定（连续监测法）

1）测定原理

样本的ALT可以催化L-丙氨酸和α-酮戊二酸氨基转换，生成丙酮酸和谷氨酸。丙酮酸在NADH和乳酸脱氢酶（LDH）催化下生成乳酸和NAD+。NADH在340nm处有特异性吸收峰，其氧化的速率与血清中ALT的活力成正比。在340nm处测定NADH吸光度下降的速率，即可计算ALT活力。

表3-1

	样本管	空白管
样本	60μl	—
蒸馏水	—	60μl
工作液	1.5ml	1.5ml
混匀，室温 1min，波长 340nm，蒸馏水调零，连续检测 1-2min，计算 ΔA/min。		

2）计算

$$ALT（U/L）= \frac{\triangle A/min \times 总反应体积 \times 1000}{6.22 \times 1.0 \times 样本体积} \quad \triangle A/min \times 4180$$

2.血清谷草转氨酶（Aspartate aminotransferase, AST）测定（连续检测法）

1）测定原理

样本的AST催化L-门冬氨酸和α-酮戊二酸氨基转换，生成草酰乙酸和L-谷氨酸，草酰乙酸在NADH和苹果酸脱氢酶（MDH）的作用下生成L-苹果酸和NAD+。NADH在340nm处有特异性吸收峰，其氧化的速率与血清中AST的活力成正比。在340nm处测定NADH吸光度下降的速率，即可计算AST活力。

表3-2

	样本管	空白管
样本	60μl	—
蒸馏水	—	60μl
工作液	1.5ml	1.5ml
混匀，室温 1min，波长 340nm，蒸馏水调零，连续检测 1-2min，计算 ΔA/min。		

2）计算

$$ALT（U/L）= \frac{\triangle A/min \times 总反应体积 \times 1000}{6.22 \times 1.0 \times 样本体积} \quad \triangle A/min \times 4180$$

3.血清TC测定（COD-PAP法）

1）测定原理

胆固醇脂 $\xrightarrow{\text{胆固醇脂酶}}$ 游离胆固醇+脂肪酸

游离胆固醇 $\xrightarrow{\text{胆固醇氧化酶}}$ △4-胆甾烯酮+过氧化氢

过氧化氢+4-AAP+3,5-DHBS $\xrightarrow{\text{POD}}$ 红色醌化物+水

生成的醌化物颜色的深浅与胆固醇的含量成正比，分别测定校标准管和样本管的吸光度值，计算胆固醇的含量。

表3-3

	样本管	空白管	标准管
样本	12μl	—	—
标准液	—	—	12μl
蒸馏水	—	12μl	—
工作液	1.5ml	1.5ml	1.5ml
混匀，放 37℃水浴 5min，冷却至室温，在波长 550nm 处，以试剂空白管校零，读样本管与标准管的吸光度。			

2）计算

$$总胆固醇（mmol/L）= \frac{样本OD值-空白OD值}{校准OD值-空白OD值} \times \begin{matrix} 校准品浓度 \\ （5.17mmol/L） \end{matrix}$$

4.血清TG测定（GPO-PAP酶法）

1）测定原理

甘油三脂 + H_2O $\xrightarrow{\text{脂肪酶}}$ 甘油 + 脂肪酸

$$\text{脂肪酸} + \text{ATP} \xrightarrow{\text{甘油激酶}} \text{甘油-3-磷酸} + \text{ADP}$$

$$\text{甘油-3-磷酸} + O_2 \xrightarrow{\text{3-磷酸甘油氧化酶}} \text{磷酸羟基丙酮} + \text{H2O2}$$

$$\text{H}_2\text{O}_2 + 4\text{-AAP} + \text{对氯酚} \xrightarrow{\text{过氧化物酶}} \text{红色醌化物}$$

生成的醌化物颜色的深浅与甘油三脂的含量成正比，分别测定校标准管和样本管的吸光度值，计算甘油三脂的含量。

表3-4

	样本管	空白管	标准管
样本	10 µl	—	—
2.26mmol/L 校准品	—	—	10 µl
蒸馏水	—	10 µl	—
工作液	1ml	1ml	1ml
混匀，37℃孵育 10min，波长 510nm 处，光径 0.5cm，蒸馏水调零，测定各管吸光度值。		

2）计算

$$\text{总甘油三酯（mmol/L）} = \frac{\text{样本OD值} - \text{空白OD值}}{\text{校准OD值} - \text{空白OD值}} \times \frac{\text{校准品浓度}}{\text{（2.26mmol/L）}}$$

5.血清高密度脂蛋白胆固醇（High-density lipoprotein cholesterol，HDL-c）测定（直接法）

1）测定原理

$$\left.\begin{array}{l}\text{HDL} \\ \text{VLDL} \\ \text{CM}\end{array}\right\} \xrightarrow{\text{高分子化合物}} \text{复合体}$$

$$\text{HDL} \xrightarrow{\text{表面活性剂}} \text{HDL}$$

$$\text{HDL-胆固醇} \xrightarrow{\text{CE、CO}} \triangle^4\text{-胆固醇} + \text{H}_2\text{O}_2$$

$$\text{H}_2\text{O}_2 + 4\text{-AAP} + \text{Toos} \xrightarrow{\text{过氧化物酶}} \text{红紫色色素}$$

表3-5

	样本管	空白管	标准管
样本	10 µl	—	—
1.8mmol/L 校准品	—	—	10 µl
蒸馏水	—	10 µl	—

（续表）

工作液	1ml	1ml	1ml
R1	750 μl	750 μl	750 μl
混匀，37℃孵育 5min，波长 546nm 处，光径 0.5cm，蒸馏水调零，测定各管吸光度值 A1			
R2	250 μl	250 μl	250 μl
混匀，37℃孵育 5min，波长 546nm 处，光径 0.5cm，蒸馏水调零，测定各管吸光度值 A2			

2）计算

$$\text{HDL-c（mmol/L）} = \frac{\text{（样本A2－样本A1）－（空白A2－空白A1）}}{\text{（标准A2－标准A1）－（空白A2－空白A1）}} \times \frac{\text{校准品浓度}}{\text{（1.8mmol/L）}}$$

6.血清低密度脂蛋白胆固醇（Low-density lipoprotein cholesterol，LDL-c）测定（直接法）

1）测定原理

【第一反应】

HDL
VLDL $\xrightarrow{\text{表面活性剂1}}$ 微粒化胆固醇 $\xrightarrow{\text{CE、CO}}$ H_2O_2
CM

$H_2O_2 + 4\text{-氨基安替比林} \xrightarrow{\text{POD}} \text{无色}$

HDL $\xrightarrow{\text{表面活性剂}}$ HDL

【第二反应】

LDL $\xrightarrow{\text{表面活性剂2}}$ 微粒化胆固醇 $\xrightarrow{\text{CE、CO}}$ H_2O_2

$H_2O_2 + 4\text{-氨基安替比林} + \text{Toos} \xrightarrow{\text{POD}} \text{呈色反应}$

表3-6

	样本管	空白管	标准管
样本	10 μl	—	—
4.3mmol/L 校准品	—	—	10 μl
蒸馏水	—	10 μl	—
工作液	1ml	1ml	1ml
R1	750 μl	750 μl	750 μl
混匀，37℃孵育 5min，波长 546nm 处，光径 0.5cm，蒸馏水调零，测定各管吸光度值 A1			
R2	250 μl	250 μl	250 μl
混匀，37℃孵育 5min，波长 546nm 处，光径 0.5cm，蒸馏水调零，测定各管吸光度值 A2			

2）计算

$$LDL\text{-}c（mmol/L）=\frac{（样本A2-样本A1）-（空白A2-空白A1）}{（标准A2-标准A1）-（空白A2-空白A1）}×\frac{校准品浓度}{（4.3mmol/L）}$$

（二）石蜡切片制备

小鼠肝脏经自来水冲洗12h，按70%酒精1.5h、80%酒精1.5h、90%酒精1.5h、100%酒精I 0.5h、100%酒精II 0.5小时进行梯度酒精脱水，二甲苯I 18min、二甲苯II 18min、石蜡I 1h、石蜡II 1h、石蜡III 0.5h进行石蜡包埋。

三、统计学分析

数据用均数 ± 标准版差（$\overline{X} ± S$）表示，数值的比较采用成组设计的One-Way ANOVA单因素方差分析及Bivariate Correlation Analysis相关分析，$P<0.05$为差异具有显著统计学意义，$P<0.01$为差异具有非常显著统计学意义。

四、结果

（一）一般结果

模型建立共持续7周，模型组小鼠以花生油蔗糖混合液灌胃后食量小于正常组，但是状态较好，毛发整齐，有光泽，无腹泻现象，淘汰2只被撕咬受伤的小鼠，无死亡现象。研究结果显示（表3-7），高糖高脂膳食组小鼠体重、肝脏湿重显著增加，肝脏指数增加（$P<0.01$）。

表3-7　高糖高脂膳食诱导NAFLD模型小鼠体重和肝脏指数变化（$\overline{X} ± S$, n=8）

	正常组（g）	高糖高脂诱导模型组
体重	39.86 ± 1.35	45.14 ± 1.75**
肝湿重	1.94 ± 0.07	2.38 ± 0.08**
肝脏指数	4.9%	5.3%**

注：与正常组相比，* ：$P<0.05$，** ：$P<0.01$。

（二）高糖高脂诱导小鼠NAFLD模型血清相关指标的变化

研究结果显示，与正常组相比，高糖高脂模型组小鼠ALT、AST活性显著升高，TG、TC、LDL-c含量升高，HDL-c含量显著下降。

表3-8 血清相关生化指标检测结果（$\overline{X} \pm S$，n=8）

	正常组	高糖高脂诱导模型组
TG（mmol/L）	0.49 ± 0.12	0.99 ± 0.10**
TC（mmol/L）	1.46 ± 0.16	3.25 ± 0.24**
ALT（U/L）	34.75 ± 4.77	56.625 ± 4.41**
AST（U/L）	69.99 ± 7.65	149.65 ± 10.25**
HDL-c（mmol/L）	3.72 ± 0.15	0.96 ± 0.14**
LDL-c（mmol/L）	0.27 ± 0.09	1.73 ± 0.77**

与正常组相比，*：$P<0.05$，**：$P<0.01$。

（三）肝脏病理组织学观察结果

1.肝脏形态观察结果

正常对照组小鼠肝脏未见异常改变，高糖高脂模型组小鼠肝脏体积明显增大，包膜紧张，边缘钝化，肝脏呈现淡黄色颜色，切面油腻。

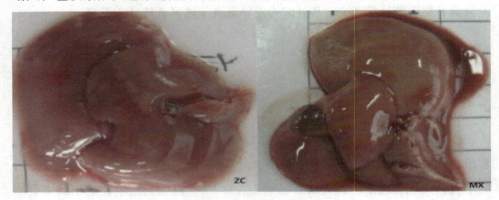

图3-1 肝脏形态观察

2.光镜观察结果

HE染色，光镜下观察脂质变性程度。肝细胞脂质变性程度标准判断如下：肝脏的脂质变性程度根据肝小叶内含脂滴细胞数与总细胞之比值（%）分为四级：0-25%，一级；26%-50%，二级；51%-75%，三级；76%-100%，四级。正常组小鼠（ZC）肝细胞排列正常，肝索结构清晰，细胞核大，圆形，位于细胞中央，无炎细胞浸润；高糖高脂诱导NAFLD组小鼠组织学观察显示，肝细胞体积增大，排列紊乱，细胞质出现明显的脂质空泡，肝索结构紊乱，消失，肝脏肝细胞细胞核出现变形并且位置发生偏移，出现炎性细胞浸润，汇管区未见坏死灶及点状坏死灶。高糖高脂模型组小鼠肝脏肝细胞变性程度达到75%，成功建立NAFLD模型。

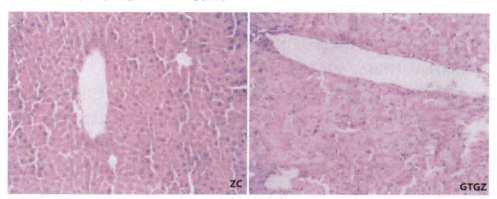

图3-2 高糖高脂诱导NAFLD模型组小鼠肝脏HE染色，×200，ZC，正常组，GTGZ，高糖高脂诱导模型组

表3-9 有氧运动及黑果枸杞活性成分干预后各组小鼠肝细胞脂质变性改变（$\overline{X}$ ± S，n=8）

Group Degree of Steatosis	正常组	高糖高脂诱导模型组
1	6	
2	2	
3		3
4		5
P		**

注：** 表示，与正常组相比，*P<0.01*.

三、讨论

非酒精性脂肪肝病（Non-alcoholic Fatty Liver Disease, NAFLD）是指由影像学或者组织学判定肝脏脂肪堆积（肝脂肪含量≥5%肝重）并且不包括其他引起肝脏脂质变性的因素，如病毒性肝炎、大量饮酒、药物或遗传性疾病等。NAFLD与代谢综合征紧密相关，患病率逐年上升。NAFLD能够导致肝硬化及肝癌等相关并发症，其产生机制及药物治疗已成为临床热点话题。目前，通过饮食诱导的NAFLD模型主要两种：高脂饮食诱导的NAFLD模型和蛋氨酸-胆碱缺乏模型。虽然这两个方式都可以诱导NAFLD，但其机制截然不同。其中，采用蛋氨酸-胆碱缺乏模型效率高，可诱导NAFLD及肝纤维化，并不能完全引起代谢综合征，其机制与人类NALFD发病模型并不符合，临床意义有待考虑。由于高糖、高脂饮食诱导的NAFLD小鼠模型会导致代谢综合征，还可能导致NAFLD的纤维化，更适合用于科学研究。

研究证实，富含饱和脂肪、反式脂肪和蔗糖的饮食，在代谢综合征的发展中有重要的作用，增加NAFLD患病风险。我们根据已报道的可诱发小鼠NAFLD的高脂饮食配方进行改良，建立小鼠NAFLD模型，结果发现：采用以花生油加蔗糖为主制备的高脂高糖混合液灌胃7周后，与正常组相比，模型组小鼠肝脏湿重增比约23.32%，肝指数、血清TG、TC、ALT、AST、LDL-c显著增加，HDL-c显著降低（$P<0.01$或$P<0.05$）。病理组织学检查提示，高糖高脂混合液模型组肝脏呈弥漫性肝脏细胞脂质变性且肝细胞变性程度评比均在3-4级。以上结果提示，采用花生油、蔗糖混合液灌胃7周后，可导致小鼠NAFLD的发生。

高糖高脂膳食诱导的方法在国内外文献中都有报道。建立理想的动物模型应当具备几个基本条件：1.能够模拟人类疾病的演变过程；2.具有人类疾病病变特征；3.形成率、可靠性高；4.可重复性高，死亡率低；5.方法简单易行，价格低廉。在肝脏中，高脂肪的饮食会引起游离脂肪酸水平过高，从而导致肝脏胰岛素抵抗，脂肪酸氧化减少，肝脏中脂肪增多，体重增加。此外，高胆固醇和高胆碱的饮食可以诱发动脉粥样硬化、细胞凋亡和炎症，可以和高脂饮食共同促进肝脏炎症。但是人类膳食中的胆固醇并不是血清胆固醇水平的主要来源，而且膳食中胆固醇水平对代谢综合征并未显示出特异性的影响，我们在改良配方时并没有将胆固醇添加到配方中。另外，由于东方人群主要以大米为主食，糖类为其主要的能量来源，肝脏在维持葡萄糖稳态和代谢碳水化合物的过程中起着重要作用，特别是蔗糖，因其对胰岛素敏感性和脂质代谢的影响被特殊强调，因此有必要了解糖类摄入增加对肝脏损伤的影响。参考上述NAFLD小鼠模型建立方案，我们选择10%蔗糖为主要成分诱导非酒精性脂肪肝小鼠模型。

在对NASH患者肝脏脂质构成进行分析，结果发现NASH患者肝脏中不仅富含大量饱和脂肪酸，同时有大量多不饱和脂肪酸的堆积。Depner CM等的研究发现，NAFLD与肝脏、血液中单不饱和脂肪酸大量富集和多不饱和脂肪酸引起的肝功能减退紧密相关。为此，本实验中我们尝试以花生油代替猪油诱导NAFLD模型，花生油可以提供与猪油相等的热量，而且富含动物必须的不饱和高级脂肪酸，如：亚油酸、亚麻酸、花生四烯酸等。而且花生油中含量丰富的多不饱和脂肪酸含有双键，容易发生过氧化反应生成自由基及醛类物质，醛类物质可以和谷胱甘肽过氧化物酶等抗氧化酶的活性部位相结合，影响其清除自由基的能力，加速NASH的形成。综上所述，为了更贴近目前饮食结构的改变，我们选用花生油作为高脂配方诱导NAFLD模型，我们的实验结果也表明，采用花生油制备的高脂混合液灌胃7周，可显著诱导小鼠NAFLD。

综上所述，本研究结果初步表明，通过采用含高糖、高脂混合溶液灌胃的方法可在7周内成功诱导小鼠NAFLD。

第二节　运动与黑果枸杞活性成分对非酒精性脂肪肝病的干预效果

通过运动改善血脂代谢达到健身防病的作用日益引起大家的共识。研究表明长时间达到最低强度规律运动即可以显著降低甘油三酯、总胆固醇、低密度脂蛋白胆固醇，显著提高高密度脂蛋白胆固醇，而中等强度的运动训练是世界各NAFLD研究机构推荐的适宜运动强度。

近年来，学者对黑果提取物的生物活性进行了较初步的研究，冯薇等研究了黑果枸杞多糖对小鼠抵抗疲劳的影响及最适宜的用量。李淑珍等发现，黑果枸杞总黄酮可以降低血脂活性且对脏器无损伤作用。黑果枸杞色素可以抑制高脂血症小鼠血脂水平以及脂质过氧化程度，提高小鼠耐缺氧能力及抗疲劳作用，并且能消除运动性疲劳，增强体质，延长缺氧和游泳时的存活时间。

本实验中，我们主要研究7周中小强度有氧运动及黑果枸杞活性成分对NAFLD小鼠的干预效果，探讨运动与黑果枸杞活性成分之间是否存在交互作用。

一、材料与方法

（一）主要试剂

黑果枸杞干果	青岛诺木洪农场
10%水合氯醛	邵阳市中心医院
琼脂糖粉	美国HydraGene 公司
β-胡萝卜素标准品	成都曼斯特生物制品有限公司
芦丁标准品	成都曼斯特生物制品有限公司
溴化乙啶	北京鼎国昌盛生物技术有限责任公司
溴酚蓝	北京鼎国昌盛生物技术有限责任公司
TBE缓冲液	北京鼎国昌盛生物技术有限责任公司
石油醚、氯仿	工业试剂
枸橼酸盐缓冲液	武汉博士德生物工程有限公司
PBS	武汉博士德生物工程有限公司
无水乙醇	天津市大茂化学试剂厂
分析纯盐酸	常州恒光化学试剂有限公司
苏木素染色液	北京鼎国昌盛生物技术有限责任公司
分析纯碳酸锂	西陇化工股份有限公司
医用酒精	南阳市卫达消毒制品有限公司
GSH-PX测试盒	南京建成生物公司
TBARS测试盒	美国R&D Systems公司
SOD测试盒	南京建成生物公司
蛋白浓度测定试剂盒	南京建成生物公司

（二）仪器与设备

PHS–3B精密酸度计	上海仪电科学仪器股份有限公司
YD–A摊片机	浙江金华益迪医疗设备厂
TGL–16M台式高速冷冻离心机	湖南湘仪离心机仪器有限公司
FA2104N电子分析天平	上海民桥精密科学仪器有限公司
DK–600电热恒温水浴箱	上海精宏实验设备有限公司
SHZ–D（A）旋转蒸发仪	上海亚荣生化仪器厂
UV–II型三用紫外灯	北京智源通生物技术研究所
YD–335轮转切片机	浙江金华益迪医疗设备厂
WF–4000微波快速反应系统	天津百世化工有限公司
DYY–10C型稳压稳流电泳仪	北京六一仪器厂
KQ5200DE型数控超声波清洗器	昆山市超声仪器有限公司
移液枪	德国eppendorf公司
FM70型制冰机	美国GRANT公司
RE–52A旋转蒸发器	上海亚荣生化仪器厂
Simple PCI专业图像分析系统	美国Compix公司
BW–TDM709动物跑台	上海软隆科技发展有限公司
METASH超微量紫外可见分光光度计	上海元析仪器有限公司
DHG–9076A台式电热恒温鼓风干燥箱	上海精宏实验设备有限公司
倒置相差显微镜	日本Olympus公司
YXQ–LS–75SII立式压力蒸汽灭菌器	上海博迅医疗生物仪器股份有限公司
AYJ1–1002–U艾科浦超纯水系统	重庆颐洋企业发展有限公司
702型超低温冰箱	美国Thermo 公司
FD–1B冷冻干燥机	北京博医康实验仪器有限公司
Infinite M200 PRO自动酶标仪	瑞士TECAN公司
T10BS25电动匀浆机	德国IKA公司

（三）黑果枸杞有效成分提取

1）冷冻干燥好的枸杞，称取200g，粉碎过40目筛。2）以10倍体积

（2000ml）的蒸馏水，78摄氏度超声波提取2小时。3）过滤，滤液使用旋转蒸发仪浓缩，滤渣使用2000ml无水乙醇混悬，室温超声提取2小时。4）浓缩后的水提浸膏，进行真空干燥至0.5小时内体积无明显变化。5）使用1000ml无水乙醇对干燥的浸膏进行1小时的78度超声（分离多糖与黄酮）6）过滤步骤3与步骤5的乙醇提取溶液，汇合两种乙醇溶液进行室温旋转蒸发仪浓缩。7）步骤6过滤的多糖浸膏使用DEAE-纤维素柱层析纯化，得到纯度在74.1%的多糖（葡萄糖标准品，蒽酮-硫酸法测定）得率50.079%。8）步骤6得到的浓缩液主要为黄酮类物质，使用乙酸乙酯3次萃取。9）萃取液过硅胶柱层析，干燥得到含量8.94%左右的黄酮浸膏（芦丁为标准品，亚硝酸钠—硝酸铝—氢氧化钠比色法）得率为1.1%。10）过滤步骤3的乙醇提取黄酮剩余的固体残渣简单干燥后使用300ml氯仿在70摄氏度水浴中加热回流3小时。11）将氯仿溶液常温旋转蒸发浓缩。12）大孔树脂柱层析浓缩液。13）冻干，得到含量38.51%的色素产品（β胡萝卜素标准品，比色法）得率0.179%。

（四）模式动物分组与给药

小鼠NAFLD模型建立成功后，随机分成12组，每组10只，分别为高糖高脂模型组（MX）、有氧运动组（E）、有氧运动联合黑果枸杞多糖组（EP）、有氧运动联合黑果枸杞黄酮组（EF）、有氧运动联合黑果枸杞色素组（EC）、黑果枸杞多糖组（P）、黑果枸杞黄酮组（F）、黑果枸杞色素组（C）、运动联合NaHS组（ENa）、NASH组（Na）、PAG组（Pa）、运动联合PAG组（EPa）。各组小鼠正常进食普通小鼠饲料及饮水，黑果枸杞活性成分组灌服同等剂量黑果枸杞活性成分提取物（200mg/kg），NaHS干预组隔天腹腔注射，剂量$50\mu mol/kg$；PAG干预组隔天腹腔注射PAG，剂量40mg/kg；高糖高脂模型组、有氧运动组灌服同等剂量生理盐水直至实验结束。

（五）运动方案

中等强度运动方案进行适当改进。跑台坡度0°，第1-3天为适应性跑台训练30min，速度8m/min，第4-6天逐渐递增至60min，速度12m/min（Pm15:00-17:00），维持此运动量至第7周，每周6次。参照FERNANDO等[88]小鼠跑台运动与最大摄氧量，参考计算曲线：$VO_{2max}\% = 62.911 + 1.1276 \times Speed(m/min)$，运动强度约76%VO$_{2max}$。

二、样本收集与检测指标

（一）组织取材

第7周末，各组小鼠均禁食过夜，于次日，10%水合氯醛腹腔注射麻醉，眼球取血于抗凝管中，提取血清保存待测。采血后，将小鼠放置于冰盘上，剪开腹腔，取其全部肝脏并称量记录肝脏湿重，取肝脏右叶正向外侧约20mg肝脏，置于trizol中（5ml管）−70℃保存，待提取组织RNA。取肝脏右叶中部约1cm×1cm大小，置于4%多聚甲醛磷酸缓冲液中固定，用于HE染色及免疫组织化学染色。取肝脏右叶正向中内侧少量用于制备肝脏匀浆及线粒体提取。

（二）石蜡切片制备（同前）

（三）检测指标

1.肝脏蛋白浓度测度

取100mg小鼠肝脏组织，用灭菌剪刀剪碎，按重量：体积=1：9加入900ml生理盐水，冰浴上匀浆，2500转/min，离心10min，取上清用生理盐水稀释成1%组织匀浆。

表3-10　　　　　　（单位：ml）

	空白管	标准管	测定管
蒸馏水	0.05		
0.563g/l 标准液		0.05	
样品			0.05
考马斯亮兰显色剂	3.00	3.00	3.00

混匀后静置10min，595nm处，1cm光径，蒸馏水调零，测各管OD值。

计算公式：

$$蛋白浓度（g/L）=\frac{测定OD值-空白OD值}{标准OD值-空白OD值}\times\frac{校准品浓度}{（0.563g/L）}$$

2.肝脏GSH含量测定

1）测定意义

谷胱甘肽过氧化物酶是机体内广泛存在的一种过氧化物分解的酶，可特异性催化还原性谷胱甘肽对氢过氧化物的还原反应。一般认为它在细胞内能清除有害的过氧化物代谢产物，阻断脂质过氧化链锁反应，从而起到保护细胞膜结构和功能完整的作用。谷胱甘肽过氧化物酶含硒，硒是谷胱甘肽过氧化物酶的必须组成部分。每克分子酶含4克分子原子硒。谷胱甘肽过氧化物酶的活性中心是硒半胱氨酸。

2）操作步骤

①酶促反应：10%肝脏匀浆

表3-11

	测定管	对照管
1mmol/L GSH	20 μl	20 μl
待测组织液		20 μl
37 摄氏度水浴预温 5 分钟		
试剂一应用液	10 μl	10 μl
37 摄氏度水浴准确反应 5 分钟		
试剂二	2ml	2ml
待测组织	20 μl	—

②显色反应

表3-12　　　　　　　　（单位: ml）

	空白管	标准管	对照管	测定管
GSH 标准应用液	1.00			
待测组织		1.00		
上清液			1.00	1.00
试剂三应用液	1.00	1.00	1.00	1.00
试剂四应用液	0.25	0.25	0.25	0.25
试剂五应用液	0.25	0.25	0.25	0.25

混匀，室温静置15分钟后，412nm处，1cm光径比色杯，双蒸水调零，测各管OD值。

3）计算

$$GSH\text{-}PX酶活力（U/mgprot）=\frac{对照OD值-空白OD值}{标准OD值-空白OD值}\times\frac{校准品浓度}{（20\,\mu mol/L）}稀$$

释倍数/反应时间/待测浓度样本蛋白浓度

3.肝脏SOD活性测定

1）测定方法：黄嘌呤氧化酶法（羟胺法）测定SOD活力。

表3-13

	对照空白孔	对照孔	测定空白孔	测定孔
GSH标准应用液		20 μl		20 μl
双蒸水	20 μl		20 μl	
酶工作液		20 μl		20 μl
酶稀释液	20 μl		20 μl	
底物应用液	200 μl	200 μl	200 μl	200 μl

取10%肝脏匀浆混匀，37摄氏度孵育20分钟，450nm处酶标仪读数。

2）计算公式

$$SOD活力（U/mgprot）=SOD抑制率\div50\%\times反应体系稀释倍数（\frac{0.24ml}{0.02ml}）$$

$\div$待测样本蛋白浓度

4.肝脏脂质过氧化物测定

对脂质过氧化物进行定量：测定硫代巴比妥酸反应性底物（Thiobarbituric acid reactive substance, TBARS）的含量。

1）操作步骤

表3-14

	测定管/ml	空白管/ml	标准管/ml
10%肝匀浆	0.5	—	—
8.1%SDS	0.2	0.2	0.2
20%乙酸	1.5	1.5	1.5
工作液	1.0	1.0	1.0
0.8%硫代巴比妥酸	1.5	1.5	1.5
标准品（10nmol/ml）	—	—	0.5
双蒸水	0.3	0.8	0.3

混匀，沸水浴60分钟，冷却后10000rpm×10min离心，532nm处测定吸光值。

1,1,5,5-四乙氧基丙烷为标准品计算TBARS含量（nmol/mg蛋白）。

5.肝脏TG含量测定（GPO-PAP法）

1）测定原理

$$甘油三脂 + H_2O \xrightarrow{脂肪酶} 甘油 + 脂肪酸$$

$$脂肪酸 + ATP \xrightarrow{甘油激酶} 甘油-3-磷酸 + ADP$$

$$甘油-3-磷酸 + O_2 \xrightarrow{3-磷酸甘油氧化酶} 磷酸羟基丙酮 + H2O2$$

$$H_2O_2 + 4-AAP + 对氯酚 \xrightarrow{过氧化物酶} 红色醌化物$$

生成的醌化物颜色的深浅与甘油三脂的含量成正比，分别测定标准管和样本管的吸光度值，计算甘油三脂的含量。

2）操作步骤

取100mg小鼠肝脏组织，灭菌剪刀剪碎，按重量：体积=1：9加入900ml生理盐水，冰浴上匀浆，2500转/min，离心10min，取上清待测。

表3-15

	样本管	空白管	标准管
样本	10μl	—	—
2.26mmol/L 校准品	—	—	10μl
蒸馏水	—	10μl	—
工作液	1ml	1ml	1ml
混匀，37℃孵育 10min，波长 510nm 处，光径 0.5cm，蒸馏水调零，测定各管吸光度值。			

3）计算

$$总甘油三酯（mmol/g\ prot）= \frac{样本OD值 - 空白OD值}{校准OD值 - 空白OD值} \times \frac{校准品浓度}{（2.26mmol/L）} \div \frac{待测样本蛋白}{浓度（gprot/L）}$$

6.血清TG、TC、AST、ALT、HDL-c、LDL-c检测方法（同本章第一节）

（四）统计学分析

所有数据均用SPSS17.0统计学软件进行分析，NAFLD小鼠分组采用运动和黑果枸杞活性成分两种因素设计实验方案，故运动与黑果枸杞多糖，运动与黑果枸杞色素，运动与黑果枸杞黄酮分别做双因素方差分析，检测运动与黑果枸杞各活性成分之间有没有交互作用（通过计算样本均值，确认协同效应或拮抗作用），如果有交互作用则选择简单效应分析，运动和黑果枸杞活性成分间无交互作用时用LDS多重比较，所有的数据用均数±标准差（$\bar{X} \pm S$）表示，$P<0.05$为差异具有显著统计学意义，$P<0.01$为差异具有非常显著的统计学意义。

三、实验结果

（一）一般结果

实验周期共持续7周，模型组小鼠未出现死亡，毛发略见稀疏，食量正常，表3-16结果显示，通过7周有氧运动及黑果枸杞活性成分的干预，与模型组相比，E、EF、EC、EP组小鼠体重降低，肝湿重下降（$P<0.01$），F、C、P组体重没有改变，肝湿重下降（$P<0.01$）。运动与黑果枸杞活性成分干预对于体重没有协同效应，对于肝脏湿重协同显著（表3-17）。

表3-16　有氧运动及黑果枸杞活性成分干预后各组小鼠体重和肝脏指数变化（$\bar{X} \pm S$，n=8）

分组	体重（g）	肝湿重（g）	肝指数
MX	51.83 ± 1.30	2.72 ± 0.15	5.2%
E	47.60 ± 1.72**	2.41 ± 0.18**	5.1%
EP	48.12 ± 1.92**	2.36 ± 0.23**	4.9%*
P	52.17 ± 1.94##	2.56 ± 0.14**	4.9%**##
EC	47.13 ± 1.63**	2.38 ± 0.17**	5.0%*
C	52.07 ± 1.93##	2.51 ± 0.18**	4.8%**##
EF	47.88 ± 2.05**	2.33 ± 0.15**	4.9%**##
F	50.93 ± 2.28##	2.47 ± 0.19**	4.8%**##

* 表示与 MX 组相比，$P<0.05$；** 表示与 MX 组相比，$P<0.01$；# 表示与 E 组相比，$P<0.05$；## 表示与 E 组相比，$P<0.01$。

表3-17　双因素方差分析结果

分组	运动	多糖	运动 * 多糖	运动	色素	运动 * 色素	运动	黄酮	运动 * 黄酮
体重	$P<0.01$	$P>0.05$	$P>0.05$	$P<0.01$	$P>0.05$	$P>0.05$	$P<0.01$	$P>0.05$	$P>0.05$
肝湿重	$P<0.01$	$P<0.01$	$P<0.01$	$P<0.01$	$P<0.01$	$P<0.01$	$P<0.01$	$P<0.01$	$P<0.01$

（二）运动与黑果枸杞活性成分对高糖高脂膳食诱导NAFLD小鼠肝脏组织形态学改变的影响

HE染色，光镜下观察脂质变性程度。经过7周的正常饲养，模型组小鼠肝脏形态结构出现好转，汇管区炎性浸润减少，脂质空泡数量减少。经过7周有氧运动及黑果枸杞主要活性成分的干预，与模型组相比，各组小鼠肝细胞排列情况有明显好转，肝索排列较完整，仅少数肝细胞存有小泡样脂滴，肝细胞浊肿减少，脂质变性程度减轻。有氧运动与黑枸枸杞活性成分对于肝脏脂质变性程度存在协同效应（*P<0.05*），有氧运动与多糖联合干预效果显示非常显著性（*P<0.01*）。

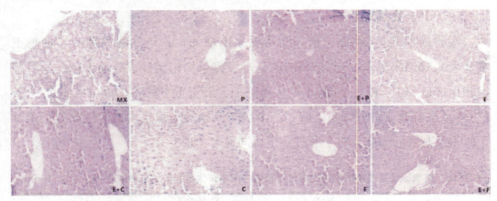

图3-3　有氧运动及黑果枸杞活性成分干预后各组小鼠肝脏形态学改变（HE染色　×200）

表3-18　有氧运动及黑果枸杞活性成分干预后各组小鼠肝细胞脂质变性改变（$\overline{X}$±S，n=8）

Group Degree of Steatosis	MX	E	EP	P	EC	C	EF	F
1		2	2		2		2	
2		2	2	5	3	4	3	4
3	3	2	2	3	3	4	3	4
4	5							
P		*	*	*	*	*	*	*

与模型组相比，*P < 0.01*。

表3-19　双因素方差分析结果

分组	运动	多糖	运动 * 多糖	运动	色素	运动 * 色素	运动	黄酮	运动 * 黄酮
变性评分	*P<0.01*	*P<0.05*	*P<0.05*	*P<0.01*	*P<0.05*	*P<0.05*	*P<0.01*	*P<0.01*	*P<0.01*

（三）运动与黑果枸杞活性成分对高糖高脂膳食诱导脂肪肝病小鼠肝脏脂质蓄积的影响

肝实质细胞中TG的聚集是NAFLD的主要特征，检测TG在肝脏中的含量可以作为肝脏脂质聚集的主要指标。给与7周有氧运动及黑果枸杞活性成分干预后，各组小鼠肝脏中TG含量数据如表3-20所示，更直观的结果如图3-4所示。E、EP、EC、C、EF、F组NAFLD小鼠肝脏中TG含量明显降低（$P<0.01$）。运动与黑果枸杞多糖、色素、黄酮间存在协同效应，有氧运动与黑果枸杞联合应用效果优于单独干预（表3-21）。

表3-20　有氧运动及黑果枸杞活性成分干预后各组小鼠肝脏中TG含量（$\overline{X} \pm S$，n=8）

分　组	TG（mmol/g prot）
MX	0.26 ± 0.06##
E	0.21 ± 0.08**
EP	0.18 ± 0.05**#
P	0.20 ± 0.07**
EC	0.18 ± 0.04**##
C	0.19 ± 0.06**#
EF	0.16 ± 0.08**##
F	0.19 ± 0.04**

* 表示与 MX 组相比，$P<0.05$；** 表示与 MX 组相比，$P<0.01$；# 表示与 E 组相比，$P<0.05$；## 表示与 E 组相比，$P<0.01$。

表3-21　双因素方差分析结果

分组	TG
运动	$P<0.01$
多糖	$P<0.01$
运动 * 多糖	$P<0.05$
运动	$P<0.01$
色素	$P<0.01$
运动 * 色素	$P<0.05$
运动	$P<0.01$
黄酮	$P<0.01$
运动 * 黄酮	$P<0.05$

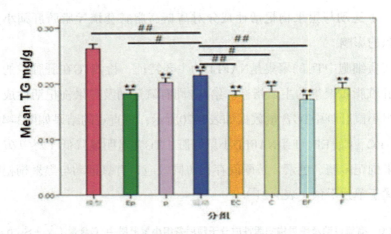

图3-4 有氧运动及黑果枸杞活性成分干预后各组小鼠肝脏中TG含量（$\overline{X} \pm S$，n=8）

*表示与MX组相比，$P<0.05$；**表示与MX组相比；$P<0.01$，#表示与E组相比；$P<0.05$，##表示与E组相比，$P<0.01$。

（四）有氧运动及黑果枸杞活成分对NAFLD小鼠血清转氨酶的影响

血清中转氨酶的含量是反映肝细胞损伤的重要指标（表3-22）。转氨酶ALT、AST，常用于检测肝脏受损伤的程度。转氨酶主要位于肝细胞内，是人体代谢过程中不可或缺的"催化剂"，当肝脏发生炎症、坏死等损伤等异常状况时，转氨酶从肝细胞释放入外周血中，引起血清转氨酶升高。实验结果表明：7周有氧运动与黑果枸杞活性成分干预后，与MX组相比，各干预组小鼠血清中ALT、AST活性显著下降（$P<0.01$）（表3-22，图3-5、图3-6），运动与黑果枸杞多糖对于ALT没有交互作用、对于AST存在协同效应，运动与黑果枸杞黄酮、色素间对于ALT、AST存在协同效应，运动与黑果枸杞活性成分联合应用效果最佳（表3-23，图3-5、图3-6）。

表3-22 有氧运动及黑果枸杞活性成分干预后各组小鼠血清AST、ALT活性（$\overline{X} \pm S$，n=8）

分组	ALT（U/L）	AST（U/L）
MX	50.39 ± 2.19##	153.09 ± 10.41##
E	45.09 ± 2.42**	131.14 ± 7.86 **
EP	36.525 ± 1.13**##	111.08 ± 8.17**#
P	45.319 ± 1.962**	114.82 ± 6.47**

（续表）

EC	37.09 ± 2.61**##	126.74 ± 10.20**##
C	45.60 ± 2.20**	139.71 ± 11.34**
EF	36.301 ± 2.139**##	111.92 ± 6.70**#
F	44.380 ± 2.53**	114.61 ± 9.56**

* 表示与 MX 组相比，$P<0.05$；** 表示与 MX 组相比，$P<0.01$；# 表示与 E 组相比；$P<0.05$，## 表示与 E 组相比，$P<0.01$。

表3-23　双因素方差分析结果（$\overline{X} \pm S$，n=8）

分组	ALT	AST
运动	$P<0.01$	$P<0.01$
多糖	$P<0.01$	$P<0.01$
运动 * 多糖	$P<0.01$	$P>0.05$
运动	$P<0.01$	$P<0.01$
色素	$P<0.01$	$P<0.01$
运动 * 色素	$P<0.05$	$P<0.05$
运动	$P<0.01$	$P<0.01$
黄酮	$P<0.01$	$P<0.01$
运动 * 黄酮	$P<0.01$	$P<0.05$

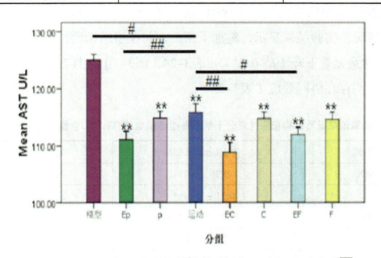

图3-5　有氧运动及黑果枸杞活性成分干预后各组小鼠肝脏中AST含量（$\overline{X} \pm S$，n=8）

* 表示与 MX 组相比，$P<0.05$；** 表示与 MX 组相比，$P<0.01$；# 表示与 E 组相比，$P<0.05$；## 表示与 E 组相比，$P<0.01$。

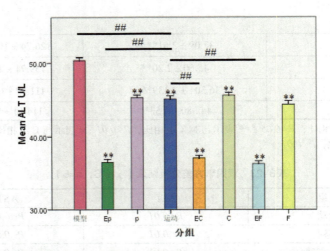

图3-6　有氧运动及黑果枸杞活性成分干预后各组小鼠肝脏中AST含量（$\overline{X} \pm S$，n=8）

*表示与MX组相比，*P<0.05*；**表示与MX组相比，*P<0.01*；#表示与E组相比，*P<0.05*；##表示与E组相比，*P<0.01*。

（五）有氧运动及黑果枸杞活性成分对NAFLD小鼠血脂的影响

1.血清中TC、TG含量变化

TC是指血液中所有脂蛋白所含胆固醇的总和，血液中TC、TG含量可以反映脂代谢情况。实验结果显示，施加干预后，与模型组相比，干预组小鼠血清中TG、TC含量显著下降（*P<0.01*）（表3-24，图3-7），且有氧运动与黑果枸杞活性成分间存在协同效应（表3-25）。

表3-24　有氧运动及黑果枸杞活性成分干预后各组小鼠血清TG、TC含量（$\overline{X} \pm S$，n=8）

分 组	TG（mmol/L）	TC（mmol/L）
MX	0.79 ± 0.05	3.596 ± 0.38
E	0.71 ± 0.03**	2.51 ± 0.45**
EP	0.62 ± 0.04**##	2.35 ± 0.73**
P	0.722 ± 0.06**	2.35 ± 0.47**
EC	0.626 ± 0.07**##	2.18 ± 0.41**#
C	0.71 ± 0.03**	2.26 ± 0.35**
EF	0.63 ± 0.09**##	1.98 ± 0.09**##
F	0.69 ± 0.07**	2.37 ± 0.58**

*表示与MX组相比，*P<0.05*；**表示与MX组相比，*P<0.01*；#表示与E组相比，*P<0.05*；##表示与E组相比，*P<0.01*。

表3-25　双因素方差分析结果（$\overline{X} \pm S$，n=8）

分组	TG	TC
运动	P<0.01	P<0.01
多糖	P<0.01	P<0.01
运动＊多糖	P<0.05	P<0.05
运动	P<0.01	P<0.01
色素	P<0.01	P<0.01
运动＊色素	P<0.05	P<0.05
运动	P<0.01	P<0.01
黄酮	P<0.01	P<0.01
运动＊黄酮	P<0.05	P<0.05

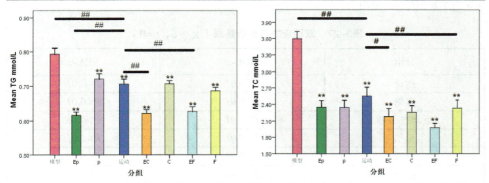

图3-7　有氧运动及黑果枸杞活性成分干预后各组小鼠血清中TG、TC含量（$\overline{X} \pm S$，n=8）

* 表示与 MX 组相比，P<0.05；** 表示与 MX 组相比，P<0.01；# 表示与 E 组相比，P<0.05；## 表示与 E 组相比，P<0.01。

2.血清HDL-C、LDL-c含量变化

HDL-c由磷脂、载脂蛋白、胆固醇和少量脂肪酸组成，其主要生理功能：转运磷脂和胆固醇，其合成场所主要是肝脏。LDL-c是低密度脂蛋白（LDL）中的胆固醇，它可反映低密度脂蛋白的多少，低密度脂蛋白的主要功能是将胆固醇转运到肝外组织细胞，满足它们对胆固醇的需要。同时也是所有血浆脂蛋白中首要的致动脉粥样硬化性脂蛋白。实验研究结果表明（表3-26，图3-8），7周有氧运动干预后，各干预组血清中HDL-c含量显著升高（P<0.01），运动与黑果枸杞色素、多糖、黄酮存在协同效应；LDL-c含量显著降低（P<0.01），有氧运动与黑果枸杞多糖、色素间存在协同效应（表3-27）。

表3-26 有氧运动及黑果枸杞活性成分干预后各组小鼠血清中HDL-c、LDL-c含量（ $\overline{X}$ ±S，n=8）

分组	HDL-c（mmol/L）	LDL-c（mmol/L）
MX	1.340 ± 0.19	1.89 ± 0.73
E	1.65 ± 0.08**	1.52 ± 0.12**
EP	2.62 ± 0.091**##	1.25 ± 0.26**##
P	1.80 ± 0.16**##	1.47 ± 0.18**
EC	2.69 ± 0.31**##	1.15 ± 0.09**##
C	1.692 ± 0.27**	1.49 ± 0.11**
EF	2.49 ± 0.21**##	1.18 ± 0.15**##
F	1.71 ± 0.50**	1.44 ± 0.37**#

* 表示与 MX 组相比，$P<0.05$；** 表示与 MX 组相比，$P<0.01$；# 表示与 E 组相比，$P<0.05$；## 表示与 E 组相比，$P<0.01$。

表3-27 双因素方差分析结果（ $\overline{X}$ ±S，n=8）

分组	HDL-c	LDL-c
运动	$P<0.01$	$P<0.01$
多糖	$P<0.01$	$P<0.01$
运动 * 多糖	$P<0.01$	$P>0.05$
运动	$P<0.01$	$P<0.01$
色素	$P<0.01$	$P<0.01$
运动 * 色素	$P<0.01$	$P<0.01$
运动	$P<0.01$	$P<0.01$
黄酮	$P<0.01$	$P<0.01$
运动 * 黄酮	$P<0.01$	$P<0.01$

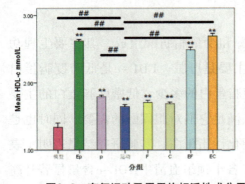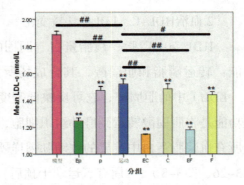

图3-8 有氧运动及黑果枸杞活性成分干预后各组小鼠血清中HDL-c、LDL-c含量

* 表示与 MX 组相比，$P<0.05$；** 表示与 MX 组相比，$P<0.01$；# 表示与 E 组相比，$P<0.05$；## 表示与 E 组相比，$P<0.01$。

（六）有氧运动及黑果枸杞活性成分对NAFLD小鼠肝脏氧化损伤的保护作用

1.有氧运动及黑果活性成分对NAFLD小鼠肝脏GSH含量的影响

机体内广泛存在的一种过氧化物分解的酶：谷胱甘肽过氧化物酶，可特异性催化还原性谷胱甘肽对氢过氧化物的还原反应。谷胱甘肽过氧化物酶通过清除细胞内的过氧化物代谢产物并阻断脂质过氧化链锁反应，对细胞膜的结构完整、功能正常起到保护作用。通常情况下，GSH水平是反映细胞功能和适应性的敏感指标。

如表3-28所示，有氧运动与黑果枸杞活性成分干预NAFLD小鼠后，肝脏GSH含量均显著升高，运动与黑果枸杞色素、黄酮间存在协同效应（表3-29）。

2.有氧运动及黑果活性成分对NAFLD小鼠肝脏抗氧化酶活性的影响

SOD常作为催化剂催化不同的氧化还原反应，使机体氧化还原状态保持在相对稳定的水平。

有氧运动与黑果枸杞活性成分干预NAFLD小鼠后，肝脏SOD活性升高（表3-28，图3-9）。运动与黑果枸杞色素、黄酮间存在协同效应（表3-29）。

3.有氧运动及黑果活性成分对NAFLD小鼠肝脏脂质过氧化物的作用

检测肝脏TBARS可以评价肝脏脂质过氧化的程度。TBARS是脂类物质氧化降解后的产物，涵盖了大部分氧化伤害产生的醛酮类物质，与MDA相比，更能够衡量机体脂肪酸氧化水平。实验发现，7周有氧运动与黑果枸杞活性成分干预后小鼠肝脏脂质代谢产物含量降低（$P<0.01$）（表3-27，图3-7）。运动与多糖、色素间存在协同效应（表3-28）。

表3-28　7周有氧运动及黑果枸杞活性成分对NAFLD小鼠肝脏氧化损伤的作用（$\overline{X} \pm S$, n=8）

	TBARS （nmol/mg pro）	GSH （nmol/mg pro）	SOD （U/mg pro）
MX	1.62 ± 0.09##	1.32 ± 0.12##	7.28 ± 1.17#
E	1.34 ± 0.17**	1.51 ± 0.09**	9.41 ± 1.21*
EP	1.42 ± 0.08**	1.62 ± 0.19**#	9.93 ± 2.35*
P	1.39 ± 0.31**	1.58 ± 0.21**	9.84 ± 1.48*
EC	1.17 ± 0.07**##	1.83 ± 0.17**##	10.73 ± 1.82**
C	1.29 ± 0.16**	1.55 ± 0.11**	10.02 ± 1.75**

（续表）

EF	0.98 ± 0.11**##	2.18 ± 0.13**##	11.91 ± 2.60**#
F	1.16 ± 0.18**##	1.61 ± 0.30**#	10.33 ± 1.72**

* 表示与 MX 组相比，*P<0.05*；** 表示与 MX 组相比，*P<0.01*；# 表示与 E 组相比，*P<0.05*；## 表示与 E 组相比，*P<0.01*。

表3-29　双因素方差分析结果（$\overline{X}$ ±S，n=8）

分组	TBARS	GSH	SOD
运动	*P<0.01*	*P<0.01*	*P<0.05*
多糖	*P<0.05*	*P<0.01*	*P<0.05*
运动＊多糖	*P<0.01*	*P>0.05*	*P>0.05*
运动	*P<0.01*	*P<0.01*	*P<0.05*
色素	*P<0.01*	*P<0.01*	*P<0.01*
运动＊色素	*P<0.05*	*P<0.05*	*P<0.05*
运动	*P<0.01*	*P<0.01*	*P<0.01*
黄酮	*P<0.01*	*P<0.01*	*P<0.01*
运动＊黄酮	*P>0.05*	*P<0.05*	*P<0.05*

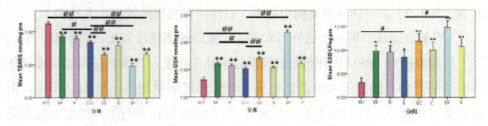

图3-9　7周有氧运动及黑果枸杞活性成分对NAFLD小鼠肝脏氧化损伤的作用

* 表示与 MX 组相比，*P<0.05*；** 表示与 MX 组相比，*P<0.01*；# 表示与 E 组相比，*P<0.05*；## 表示与 E 组相比，*P<0.01*。

四、讨论

　　实验结束后，各组小鼠表现状态较好，模型组皮毛颜色正常，但是略见毛发疏松，饮食、饮水正常，两便正常。小鼠体重随着饲养时间的延长，呈现出增长趋势，但是各组增长趋势不同，E、EC、EF、EP组小鼠增加缓慢，C、F、P组小鼠增长与MX组趋于一致。提示：中小强度的有氧运动能够减控NAFLD小鼠体重并降低肝脏湿重，提高肝脏指数，黑果枸杞活性成分不影响

NAFLD小鼠体重。与MX组相比，各组小鼠肝脏湿重下降，肝脏指数提高。中小强度的有氧运动能够减控NAFLD小鼠体重并降低肝脏湿重，提高肝脏指数，黑果枸杞活性成分对于NAFLD小鼠体重没有影响，但是肝脏湿重相对模型组低，肝脏指数升高，提示：黑果枸杞枸杞活性成分对NAFLD小鼠体重没有减控作用，可以降低肝脏湿重，主要的作用可能是降低NAFLD小鼠肝脏肝细胞中甘油三酯的蓄积水平，进而提高肝脏指数（表3-9，表3-21），运动与黑果枸杞活性成分对于NAFLD小鼠体重干预没有交互作用（$P>0.05$），对肝脏湿重存在协同作用（$P<0.01$）（表3-9）。

合成甘油三酯、胆固醇的主要场所有脂肪组织、小肠、肝脏，其中，肝脏的合成能力是最强的，通常，肝脏合成的不储存在肝脏中，合成的甘油三酯与磷脂、胆固醇、载脂蛋白B100、C等结合生成极低密度脂蛋白，通过血液运输到肝外各组织器官利用。当NAFLD小鼠肝脏合成甘油三酯的量超过其通过极低密度脂蛋白输出的能力，多余的甘油三酯在肝脏内存积。我们的实验结果发现，通过7周有氧运动及黑果枸杞活性成分的干预，与模型组相比，各组小鼠肝脏TG、TC含量显著降低（$P<0.01$），血清中AST、ALT浓度降低，肝脏损伤程度降低。同时，HE染色结果也表明，与模型组相比，各组小鼠肝细胞排列情况有明显好转，肝索排列较完整，肝损伤程度下降，仅少数肝细胞存有小泡样脂滴，肝细胞浊肿减少，脂质变性程度减轻，肝细胞中脂质堆积减少（图3-3，表3-18）。另外，与刚刚建模结束时相比较，经过7周的正常饲料及饮食饲养，模型组小鼠肝脏形态结构出现些微好转，汇管区炎性浸润减少，脂质空泡数量减少。提示：通过改善饮食结构，而不施加其他的额外措施，NAFLD小鼠肝脏脂质变性程度也会出现一定程度的降低，但是效果非常有限（表3-18）。运动与黑果枸杞活性成分干预可以显著降低肝脏脂质变性程度，且运动与黑果枸杞活性成分之间存在协同效应（表3-18、表3-19）。

HDL-c能提高外周组织中胆固醇的消除能力，降低动脉粥样硬化的风险。HDL所携的胆固醇，含有人胆固醇总量的20%～30%，HDL-c是逆向转运的内源性胆固醇酯，将内源性胆固醇酯运入肝脏，经肝脏转化成胆汁酸，然后清除出血液。高密度脂蛋白从细胞膜上摄取胆固醇，经卵磷脂胆固醇酰基转移酶催化而成胆固醇酯，然后再将携带的胆固醇酯转移到极低密度脂蛋白和低密度脂蛋白上。血液中LDL-c由极低密度脂蛋白转变而来，其主要作用是转运肝脏合成的内源性胆固醇进入血液中，LDL-c极易被氧化，被氧化后其携带的胆固醇在血管中堆积，造成动脉硬化。高密度脂蛋白则相反，它主要负责胆固醇的逆向转运，它将肝外组织中的胆固醇转运到肝脏转化为胆汁酸后排出体外。研究发现，中等强度跑台运动可以降低去卵巢大鼠肝脏中TG、TC的含量。我们的研究结果也显示，有氧运动能降低高脂膳食大鼠肝脏中TG、TC含量及血清LDL-c浓度，同时升高血清HDL-c含量，这与高品操等研究结果一致。提示：有氧运动及黑果枸杞活性成分可以调整紊乱的脂质代谢，其逆转小鼠非酒精性脂肪肝的机制可能与其调节脂质代谢作用相关。

在"二次打击"学说中，"第一击"是脂质的堆积，"第二击"则是氧化应激介导的炎症、星状细胞活化以及肝纤维化，氧化应激水平增高是NAFLD发展到NASH的关键因素，我们的实验结果发现，7周有氧运动及黑果枸杞活性成分干预后，与模型组相比，各组GSH含量、SOD活性均显著升高，而反应组织MDA水平的TBARS含量则显著降低，提示：7周有氧运动及黑果枸杞活性成分的干预可以提高机体抗氧化酶的含量及活性，促进过氧化物的清除速率，能够有效降低NAFLD小鼠肝脏中氧化应激水平，对于NAFLD的转归起到有利的作用。

黑果枸杞色素、多糖、黄酮与运动对于肝脏中TC、TG含量，血液中ALT活性、HDL-c含量协同作用显著；黑果枸杞多糖、黄酮与运动对于血液中LDL-c含量、AST活性具有协同作用，对于TBARS含量，运动与多糖、色素间存在协同作用，对于GSH含量，运动与色素、黄酮间存在协同效应，对于SOD活性，运动与色素、黄酮间存在协同效应（表3-22至表3-27）。同时运动与黑果枸杞活性成分对肝湿重、肝脏脂质变性程度的影响呈现非常显著性相关，有氧运动联合黑果枸杞活性成分干预NAFLD效果最佳。

第三节　有氧运动与黑果枸杞活性成分对NAFLD模型小鼠脂质合成的干预作用

肝脏主要通过4个途径调节机体脂质平衡状态：摄取循环脂质、脂质的从头合成、脂肪酸氧化以及通过极低密度脂蛋白运输出肝。肝脏中TG合成是促使肝细胞中发生脂质蓄积的关键途径，随后，脂肪组织（脂质分解）释放非酯化脂肪酸增加、脂质从头合成增加及β氧化减少构成肝脏脂质的潜在来源。这些代谢途径的异常通常会促使活性氧（ROS）产生增加、瘦素分泌过多、脂解增加、饥饿素分泌增加，从而使食物摄入量增加，同时，氧化应激的过度刺激促使肝脏星状细胞生成胶原蛋白增加，进而导致肝纤维化和肝硬化，甚至肝癌。我们希望从肝脏脂肪酸的合成和脂肪酸的氧化两个角度探讨有氧运动及黑果枸杞活性成分（黑果枸杞多糖、色素、黄酮）的保护作用进行研究，探讨其相关的作用机制及可能的治疗靶点。

研究证实，在普通人群中，肝脏脂肪酸的来源主要是脂肪组织（占80%），肝脏重新合成和饮食分别占5%和15%，在肥胖和高胰岛素的NAFLD患者体内，肝脏通过自身的脂质合成途径合成的内源性脂质达到25%以上。肝脏合成的内源性脂肪酸以及外源性非酯化脂肪酸的增加是肝脏内TGs过度积累的主要原因。本文从脂质合成的角度探讨有氧运动及黑果枸杞活性成分对NAFLD小鼠的干预作用。

一、材料与方法

（一）实验动物（同本章第一节）

（二）主要试剂

黑果枸杞干果	青岛诺木洪农场
10%水合氯醛	邵阳市中心医院
琼脂糖粉	美国HydraGene 公司
β-胡萝卜素标准品	成都曼斯特生物制品有限公司

芦丁标准品	成都曼斯特生物制品有限公司
溴化乙锭	北京鼎国昌盛生物技术有限责任公司
溴酚蓝	北京鼎国昌盛生物技术有限责任公司
TBE缓冲液	北京鼎国昌盛生物技术有限责任公司
石油醚、氯仿	工业试剂
枸橼酸盐缓冲液	武汉博士德生物工程有限公司
PBS	武汉博士德生物工程有限公司
无水乙醇	天津市大茂化学试剂厂
分析纯盐酸	常州恒光化学试剂有限公司
苏木素染色液	北京鼎国昌盛生物技术有限责任公司
分析纯碳酸锂	西陇化工股份有限公司
医用酒精	南阳市卫达消毒制品有限公司
DAB辣根过氧化物酶显色试剂盒	福州迈新生物技术开发有限公司
Ultra SensitiveTM SP（Mouse/Rabbit）IHC Kit	福州迈新生物技术开发有限公司
注射用青霉素钠	山东鲁抗医药股份有限公司
冰醋酸	上海联试化学试剂有限公司
多聚甲醛	东莞市乔科化学有限公司
中性树胶	上海懿洋仪器有限公司
一抗TNFα、PPARα、SREBP-1c、Insig-1、LXRs	BIOSS公司
Trizol	Takara公司
Magnetic Total RNA Kit（blood）血液RNA提取试剂盒	GenePharma公司
PrimeScriptTM RT reagent Kit with gDNA Eraser反转录试剂盒	Takara公司
SYBR® Premix Ex Taq™ II (TliRNaseH Plus) Real-time PCR试剂盒	Takara公司
引物	上海生工

（三）仪器与设备

PHS-3B精密酸度计	上海仪电科学仪器股份有限公司
YD-A摊片机	浙江金华益迪医疗设备厂
TGL-16M台式高速冷冻离心机	湖南湘仪离心机仪器有限公司

7500 Fast Real-time PCR系统	美国ABI公司
FA2104N电子分析天平	上海民桥精密科学仪器有限公司
DK-600电热恒温水浴箱	上海精宏实验设备有限公司
SHZ-D（A）旋转蒸发仪	上海亚荣生化仪器厂
UV-II型三用紫外灯	北京智源通生物技术研究所
YD-335轮转切片机	浙江金华益迪医疗设备厂
WF-4000微波快速反应系统	天津百世化工有限公司
DYY-10C型稳压稳流电泳仪	北京六一仪器厂
KQ5200DE型数控超声波清洗器	昆山市超声仪器有限公司
移液枪	德国eppendorf公司
FM70型制冰机	美国GRANT公司
RE-52A旋转蒸发器	上海亚荣生化仪器厂
Simple PCI专业图像分析系统	美国Compix公司
BW-TDM709动物跑台	上海软隆科技发展有限公司
METASH超微量紫外可见分光光度计	上海元析仪器有限公司
DHG-9076A台式电热恒温鼓风干燥箱	上海精宏实验设备有限公司
倒置相差显微镜	日本Olympus公司
YXQ-LS-75SII立式压力蒸汽灭菌器	上海博迅医疗生物仪器股份有限公司
T10BS25电动匀浆机	德国IKA公司
DYCP-31D型水平电泳槽	北京六一仪器厂
AYJ1-1002-U艾科浦超纯水系统	重庆颐洋企业发展有限公司
702型超低温冰箱	美国Thermo 公司
FD-1B冷冻干燥机	北京博医康实验仪器有限公司
ZHJH-C1115C智能型垂直流超净工作台	上海智城分析仪器制造有限公司
Infinite M200 PRO自动酶标仪	瑞士TECAN公司
T-1梯度PCR仪	德国Biometra公司
Tanon-3500天能凝胶成像分析系统	天能科技（上海）有限公司

表3-30　PCR引物设计

Primer		Sequence（5'->3'）
TNFα	Forward Primer	CACCACCATCAAGGACTCAA
	Reverse Primer	CCGAGCAAGGGATAAGTTTG
PPARα	Forward Primer	TTTGTCTTCCCTCCTTGCTG
	Reverse Primer	ATGACTTGCTCTGCCCTCTG
SREBP-1c	Forward Primer	GAGGCAGAGAGCAGAGATGG
	Reverse Primer	GACAAAGAGAAGAGCCAAGCA
LXRα	Forward Primer	AGGGATAGGGTTGGAGTCAGC
	Reverse Primer	TGAGCCTGTTCCTCTTCTTGC
ACC	Forward Primer	CCGAGCAAGGGATAAGTTTG
	Reverse Primer	ATGGGATGGCAGTAAGGTCA
FAS	Forward Primer	GTGGGTAAAGAAGCCAAACG
	Reverse Primer	CACAGATGGAATCACTGGAA
LCAD	Forward Primer	TCCACAGGAAAGGCTCTTAATT
	Reverse Primer	CCAGTATTTTGGCCATGGAAGC
CYP4A10	Forward Primer	TCCCATCACCTCCTTTTCACT
	Reverse Primer	AGCAATCTGTACGCACCATT
CYP4A12	Forward Primer	CCCATGATCACACAGACCAAG
	Reverse Primer	AGCACGAAGGTCCTTATCAGAT
CYP2E1	Forward Primer	AACACAGCCAAGAACCCATG
	Reverse Primer	TGGCCCAATAACCCTGTCAA
CPT-1	Forward Primer	TCAATCGGACCCTAGACACC
	Reverse Primer	TGGTAGGAGAGCAGCACCTT
Insig-1	Forward Primer	GTGCAGCCATATCTCCAGGT
	Reverse Primer	TGCAGAACCCTGACTTTGTG
SCD-1	Forward Primer	CGGGATTTTTCTACTACATGACCA
	Reverse Primer	GCGTGTGTTTCTGAGAACTTGT
GAPDH	Forward Primer	GTTTCCTCGTCCCGTAGACA
	Reverse Primer	AATCTCCACTTTGCCACTGC

（四）模式动物分组与给药（同本章第二节）

（五）运动方案（同本章第二节）

二、样本收集与检测指标

（一）组织取材（同本章第二节）

（二）石蜡切片制备（同本章第一节）

（三）免疫组织化学染色

采用SP免疫组化染色方法检测小鼠肝脏中TNFα、PPARα、SREBP-1c、Insig-1、LXRs蛋白表达。旋转切片机连续切片，厚度6μm，41℃蒸馏水摊片，垂直捞片沥干片刻后，58℃烤片4-6h，将石蜡切片于二甲苯中浸泡2次，每次10min脱蜡；100%乙醇浸泡两次，每次10min；95%、90%、85%、75%梯度酒精分别浸泡10min复水；PBS（PH7.4）冲洗3次×3min，枸橼酸盐缓冲液高压煮沸2.5min；进行抗原修复，自然冷却，蒸馏水冲洗5min，PBS冲洗3次×3min。滴加50μl动物血清室温下静置10min后甩除多余液体，滴加一抗盖满整个组织（各一抗浓度均为1：200，阴性对照组PBS替代一抗），4℃过夜后PBS冲洗3次×3min。油性笔圈记，滴加二抗，室温条件下，静置10min，PBS冲洗3次×3min。DAB染色，3-5min，室温，显微镜下观察显色程度。自来水冲洗10min，苏木素复染5min，自来水冲洗10-15min，1%盐酸酒精分色5sec-10sec，自来水冲洗10min。饱和碳酸锂返蓝10-15秒，自来水冲洗10min。采用75%、80%、90%、95%、100%、100%浓度酒精，梯度脱水各10min。二甲苯中透明，进行浸泡2次×10min，树胶封片。用Simple PCI高性能专业图像分析软件对免疫组化阳性产物的阳性灰度、平均灰度、阴性面积、阳性面积等进行分析，公式为（阳性灰度-平均灰度）的绝对值×100/[阴性面积/（阴性+阳性面积）×256]。

（四）小鼠肝脏总RNA提取

1）用5%酒精对镊子及匀浆器探头7消毒。2）匀浆器探头伸入带有组织的trizol试剂管冰上匀浆。3）将匀浆转入DEPC处理过的1.5ml管中静置10min（用于细胞裂解、RNA酶失活）。4）1ml匀浆中加入250μl氯仿，振荡器混匀25sec后静置5min。5）12000g，4℃离心15min。6）离心机中取出离心管，取上清300μl至另一管中，1：1加入异丙醇沉淀核酸，首要混匀后静置10min。7）12000g，4℃离心10min，去除上清后，可见少量沉淀，即为RNA。8）加入预冷好的900μl 75%酒精，手摇混匀。9）8000g，4℃离心5min。10）去上清，开盖晾2min。11）加入DEPC水30ml，枪头反复抽吸溶解RNA。

RNA提取验证：1）配置凝胶：配1.2%的琼脂糖凝胶，称取0.6g的琼脂糖，加入50ml TBE电泳缓冲液［用5×TBE稀释10倍至50ml（0.5×）］，微波煮沸2次，第二次加入少许稀释液后冷却至微温。按1∶20000加入溴化乙锭，混匀，加入电泳槽中。2）取3μl RNA溶液于0.5ml离心管中。3）加入6×的loading buffer（溴酚蓝指示剂）1.6μl和3μl的DEPC水。4）将胶浸于电泳缓冲液中，将上述液体全部点于胶孔中。5）按负极向正极方向跑胶，时间15min，电泳强度100mA，3min，5min时，可先取出于凝胶成像分析系统下看结果。

（五）反转录

METASH超微量分光光度计检测每个样品的RNA浓度，RNase Free dH2O将组织和血液总RNA分别调至同一浓度。应用TaKaRa PrimeScriptTM RT reagent Kit with gDNA Eraser试剂盒进行反转录。（1）去除基因组DNA反应：将5×gDNA Eraser Buffer 2.0μl、gDNA Eraser 1.0μl、Total RNA 7.0μl混合，42℃反应2min，4℃终止。（2）反转录：将步骤1反应液10.0μl、PrimeScript RT Enzyme Mix I 1.0μl、RT Primer Mix 1.0μl、5×PrimeScript Buffer2（for Real Time）4.0μl、RNase Free dH2O 4.0μl混合，37℃反应15min，85℃热处理5sec，−80℃保存。

（六）Real-Time PCR反应

TaKaRa SYBR® Premix Ex Taq™ II (Tli RNaseH Plus) 试剂盒，总反应体系20μl，在冰上进行，反应液配制，于0.2ml PCR管中分别加入SYBR® Premix Ex Taq II (Tli RNaseH Plus)（2×）10.0μl、PCR Forward Primer 0.8μl、PCR Reverse Primer 0.8μl、ROX Reference Dye II（50×）0.4μl，DNA模板2.0μl，dH2O 6.0μl，混匀，置于荧光定量PCR仪中。设定95℃ 30sec预变性，95℃ 3sec、60℃ 30sec共40个循环。看家基因为GAPDH，采用$2^{-\Delta\Delta Ct}$表示mRNA相对表达量。$\Delta\Delta Ct$=实验组(Ct目的基因−Ct内参基因)−校正组(Ct目的基因−Ct内参基因)。

三、统计学分析

所有数据均用SPSS17.0统计学软件进行分析，NAFLD小鼠分组采用运动和黑果枸杞活性成分两种因素设计实验方案，故运动与黑果枸杞多糖，运动与黑果枸杞色素，运动与黑果枸杞黄酮分别做双因素方差分析，检测运动与黑果枸杞各活性成分之间有没有交互作用（通过计算样本均值，确认协同效应或拮抗作用），如果有交互作用则选择简单效应分析，运动和黑果枸杞活性成分间无交互作用时用LDS多重比较，所有的数据用均数±标准差（$\bar{X} \pm S$）表示，$P<0.05$为差异具有显著统计学意义，$P<0.01$为差异具有非常显著统计学意义。

四、实验结果

（一）有氧运动及黑果枸杞活性成分对NAFLD小鼠肝脏脂质合成相关基因mRNA表达的影响

1.有氧运动及黑果枸杞活性成分对NAFLD小鼠肝脏SREBP-1c 及其靶基因FAS、ACC、SCD1 mRNA表达的影响

SREBP-1c是肝脏脂质合成关键调控基因。RT-PCR结果表明，7周有氧运动及黑果枸杞活性成分干预后，SREBP-1c及其下游靶基因ACC、FAS、SCD1基因表达下降（图3-10）。对于ACC基因表达，运动与黑果枸杞存在协同效应（表3-31）。

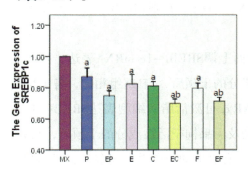
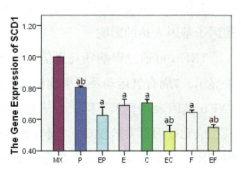

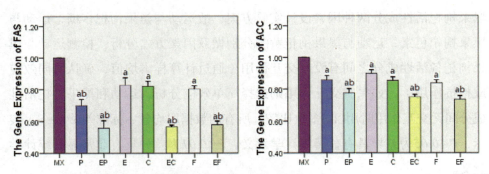

图3-10 有氧运动及黑果枸杞活性成分干预后各组小鼠肝脏SREBP-1c、ACC、FAS、SCD1基因表达

注: a 表示与 MX 组相比, *P<0.05*; b 表示与 E 组相比, *P<0.05*。

表3-31 双因素方差分析结果 ($\overline{X}$ ±S, n=8)

分组	SREBP-1c	ACC	FAS	SCD1
运动	*P<0.01*	*P<0.01*	*P<0.01*	*P<0.01*
多糖	*P<0.05*	*P<0.01*	*P<0.01*	*P<0.01*
运动*多糖	*P>0.05*	*P<0.05*	*P>0.05*	*P<0.05*
运动	*P<0.05*	*P<0.01*	*P<0.01*	*P<0.01*
色素	*P<0.05*	*P<0.01*	*P<0.01*	*P<0.01*
运动*色素	*P<0.05*	*P<0.01*	*P>0.05*	*P>0.05*
运动	*P>0.05*	*P<0.01*	*P<0.01*	*P<0.01*
黄酮	*P<0.01*	*P<0.01*	*P<0.01*	*P<0.01*
运动*黄酮	*P>0.05*	*P<0.05*	*P>0.05*	*P>0.05*

2.有氧运动及黑果枸杞活性成分对NAFLD小鼠肝脏SREBP-1c上游相关调控因子基因表达的影响

TNFα可通过影响胰岛素信号转导而上调SREBP-1c mRNA表达，实验结果显示，7周有氧运动及黑果枸杞活性成分的干预后，与MX组相比，各干预组TNFα基因表达显著下降；过表达的LXRα可激活脂肪细胞表达SREBP-1c及其相应靶基因，实验发现，7周有氧运动及黑果枸杞活性成分的干预后，与MX组相比，各干预组LXRα含量显著下降，有氧运动与黑果枸杞多糖、黄酮对于LXRα基因的表达有协同效应；Insig-1是调控SREBP-1c转录后活化的重要因子，能造成SCAP在内质网的滞留，实验结果显示，7周有氧运动及黑果枸杞活性成分的干预后，与MX组相比，E、EP、P、EC、EF含量升高，C、F组表达没有发生改变（表3-32，图3-11）。

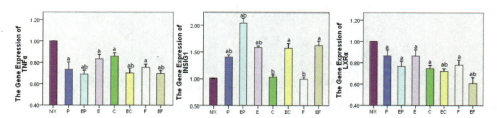

图3-11　有氧运动及黑果枸杞活性成分干预后各组小鼠肝脏TNFα、LXRα、Insig-1基因表达

注：a表示与MX组相比，*P*<0.05；b表示与E组相比，*P*<0.05。

表3-32　双因素方差分析结果（$\overline{X}$±S，n=8）

分组	TNFα	LXRα	Insig-1
运动	*P*<0.01	*P*<0.05	*P*<0.01
多糖	*P*<0.01	*P*<0.05	*P*<0.01
运动 * 多糖	*P*>0.05	*P*<0.01	*P*>0.05
运动	*P*<0.01	*P*<0.01	*P*>0.05
色素	*P*<0.01	*P*<0.01	*P*<0.01
运动 * 色素	*P*>0.05	*P*>0.05	*P*>0.05
运动	*P*<0.05	*P*<0.01	*P*<0.01
黄酮	*P*<0.01	*P*<0.01	*P*<0.01
运动 * 黄酮	*P*>0.05	*P*<0.01	*P*>0.05

　　3.有氧运动及黑果活性成分对NAFLD小鼠肝脏脂质合成相关因子蛋白表达的影响

　　如表3-33，图3-12至图3-15所示，7周有氧运动与黑果枸杞活性成分干预后，与MX组相比，干预组小鼠肝组织TNFα、SREBP-1c、LXRα蛋白阳性表达面积下调，Insig-1蛋白阳性表达面积上调（*P*<0.05或*P*<0.01）。对于TNFα蛋白阳性表达面积，有氧运动与黑果枸杞活性成分间存在协同效应（表3-34）。

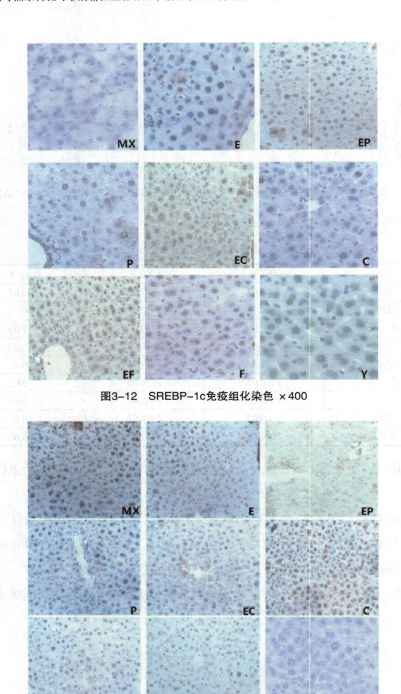

图3-12　SREBP-1c免疫组化染色 ×400

图3-13　LXRα免疫组化染色 ×400

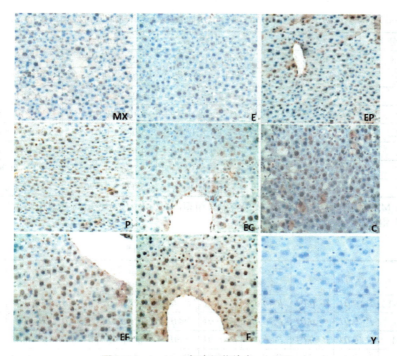

图3-14 Insig-1免疫组化染色 ×400

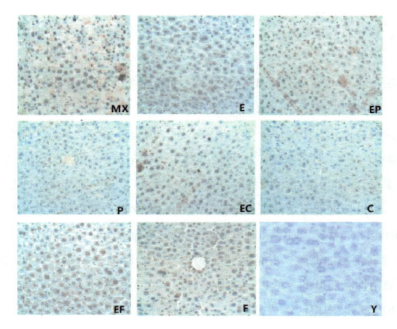

图3-15 TNFα免疫组化染色 ×400

表3-33 有氧运动及黑果枸杞活性成分干预后各组小鼠肝脏脂质合成相关蛋白表达面积

指标分组	TNFα	SREBP-1c	Insig-1	LXRs
MX	7.230 ± 0.46##	6.686 ± 1.507##	4.54 ± 1.383##	6.856 ± 2.635##
EP	5.339 ± 1.42**##	5.651 ± 1.412**#	5.390 ± 1.435**##	5.491 ± 1.558**##
P	6.12 ± 1.55**	6.274 ± 0.954*	5.047 ± 1.324**	6.151 ± 1.617**
E	5.73 ± 1.44**	6.057 ± 0.821**#	5.127 ± 0.909**	6.049 ± 1.538**
EC	5.49 ± 0.55**	5.473 ± 1.570**##	5.089 ± 0.611**	5.388 ± 1.558** ##
C	5.952 ± 1.665**	6.306 ± 0.644*	4.611 ± 1.693##	5.967 ± 1.607**
EF	5.220 ± 1.723**##	5.354 ± 1.519**##	5.296 ± 1.506**	5.287 ± 0.908**##
F	5.817 ± 1.632**	6.178 ± 1.517**	5.077 ± 1.570**	6.025 ± 0.742**

* 表示与 MX 组相比，$P<0.05$；** 表示与 MX 组相比，$P<0.01$；# 表示与 E 组相比，$P<0.05$；## 表示与 E 组相比，$P<0.01$。

表3-34 双因素方差分析结果

分组	运动	多糖	运动 * 多糖	运动	色素	运动 * 色素	运动	黄酮	运动 * 黄酮
SREBP-1c	$P<0.01$	$P<0.01$	$P>0.05$	$P<0.01$	$P<0.01$	$P>0.05$	$P<0.01$	$P<0.01$	$P>0.05$
TNFα	$P<0.01$	$P<0.01$	$P<0.05$	$P<0.01$	$P<0.01$	$P<0.01$	$P<0.01$	$P<0.01$	$P<0.01$
Insig-1	$P<0.01$	$P<0.01$	$P<0.01$	$P<0.01$	$P>0.05$	$P<0.01$	$P<0.01$	$P<0.01$	$P>0.05$
LXRα	$P<0.01$	$P<0.01$	$P>0.05$	$P<0.01$	$P<0.01$	$P>0.05$	$P<0.01$	$P<0.01$	$P>0.05$

五、讨论

黑果枸杞中活性成分主要是色素类、黄酮类和多糖类化合物，另外还有甜菜碱、多种氨基酸、维生素C及多种微量元素。枸杞色素是枸杞浆果中各类显色成分的总称，其主要成分是类胡萝卜素；枸杞多糖包括果糖、葡萄糖、木糖三种游离单糖，以及双糖（主要是蔗糖）；枸杞黄酮主要化合物成分有β-胡萝卜素、β-谷甾醇、木樨草素、金合欢素、芦丁等。陈晓琴等小鼠动物试验显示，黑果多糖能显著降低糖尿病小鼠的血糖含量，增强糖尿病小鼠血清和肝脏SOD活性，降低其血清和肝脏MDA含量，从而减少自由基的堆积，加快体内脂质过氧化物的清除，并能促进葡萄糖转变为肝糖。关于黑果枸杞活性成分对非酒精性脂肪肝的疗效以及机制笔者没有找到相关的文献，仍有待进一步探索。但是黑果枸杞活性成分所含部分化合物对于NAFLD的影响可见报道：

β-谷甾醇能够改善NAFLD小鼠肝细胞脂质变性程度并降低氧化应激；木樨草素通过上调SREBP-1c及其靶基因调控脂质生成，上调PPARα及其靶基因调控脂质代谢。YU等发现，黄酮类化合物中总黄酮可能通过调控SREBP-1c信号通路，下调NAFLD大鼠肝脏中FAS、ACC等的表达并降低TG、TC的含量。大豆异黄酮减轻高脂饮食所致肥胖大鼠肝脏脂质变性程度，抑制脂肪生成和脂肪酸氧化，延缓NAFLD进程。

（一）有氧运动、黑果枸杞活性成分对NAFLD小鼠脂质合成代谢相关酶的影响

ACC是生物依赖性的变构羧化酶，存在于细胞浆中，是脂肪酸合成过程中的关键酶类。ACC催化脂肪酸合成的第一步反应，催化乙酰辅酶A合成丙二酸单酰辅酶A，一方面，丙二酸单酰辅酶A抑制CPT-1的活性影响脂肪酸代谢；另一方面，丙二酸单酰辅酶A合成后在FAS系列酶的作用下最终合成长链脂肪酸。人类和其他哺乳动物体内，ACC有两种亚型并分布于不同的组织中，ACCα主要在肝脏、脂肪组织中高表达，定位于包浆中，参与脂质合成。ACCβ主要在骨骼肌和心肌中高表达，少量在肝脏表达，ACCβ位于线粒体，参与线粒体β氧化的负性调节。体外抑制ACCα表达可以抑制脂质的合成，但是抑制ACCβ表达对于脂质合成没有影响。研究发现，ACCα是脂肪酸合成的限速酶，摄入的碳水化合物或者脂肪等能量营养素通过刺激胰岛素分泌激活ACCα，促进碳水化合物在脂肪和肝脏中进行转化，促进脂类的合成。

一次性的急性运动可以增强ACC磷酸化水平，增强脂肪酸氧化分解，但是持续效果不佳，24h内便会回落到基础水平。长期的运动锻炼可以明显降低ACC降低表达并升高磷酸化水平的表达，降低活性。本研究结果显示，通过7周的有氧运动及黑果枸杞活性成分的干预，NAFLD小鼠肝脏中ACC mRNA表达下调，TG、TC含量下降，血液中LDL-c含量下降，脂质变性程度降低，脂质合成减少（表3-24，图3-18）。运动对于黑果枸杞活性成分质调控ACC基因表达有协同作用，有氧运动联合黑果枸杞活性成分效果最佳（图3-11）。

FAS是一种多功能酶，主要分布肝脏、肺脏及腹腔等对于内源性脂肪酸需求较高的组织，ACC是生物体内源性脂肪酸从头合成途径中的第一步，FAS则

是此途径中最后一步的关键酶，通过催化乙酰辅酶A和丙二酸单酰辅酶A生成长链脂肪酸，FAS活性的高低直接影响动物体脂肪合成能力的强弱。孙建波等[116]采用何首乌复方结合90min有氧运动7周干预高脂饮食大鼠后发现，FAS活性水平显著降低，运动与复方产生协同效应，效果比单纯运动或复方干预更好。王立靖等证实：7周耐力训练能够降低单纯肥胖大鼠脂质合成，运动结合饮食效果更为明显。但是路瑛丽等研究发现，3周高住高练可以抑制肥胖大鼠FAS基因表达，4周跑台有氧训练则对FAS基因表达水平没有影响。而蔡爱芳则发现，4周及8周的运动训练都能降低大鼠肝脏中FAS基因表达及蛋白表达水平。

SCD1主要存在于肝脏、心脏、脂肪及泌乳动物的乳腺中，调控能量代谢和脂质合成，SCD1是单不饱和脂肪酸合成的限速酶，可催化肝细胞中饱和脂肪酸的脂酰辅酶A脱氢。SCD1受次数和饮食的影响比较大，正常情况下，小鼠肝脏中SCD1基因表达量很低，喂食高碳水化合物后，SCD1mRNA的丰度提高50倍，通过抑制SCD1可以降低肝脏中脂肪的储积。8周运动训练能够下调SCD1基因，我们的实验研究也呈现出同样的结果，通过7周的有氧运动及黑果枸杞活性成分的干预，NAFLD小鼠肝脏中FAS、SCD1mRNA表达下调，TG、TC含量下降，血液中LDL-c含量下降，脂质变性程度降低，脂质合成减少。运动与黑果枸杞活性成分质调控ACC基因表达有协同作用，其中，有氧运动与黑果枸杞色素协同作用与ACC基因表达，黑果枸杞色素是主效应（P<0.01），运动与多糖对于SCD1基因表达有协同作用（图3-11，表3-32），提示运动存在干预作用。

（二）有氧运动、黑果枸杞活性成分对NAFLD小鼠脂质合成代谢相关转录因子的影响

1.SREBP-1c

催化脂肪酸、TG合成的酶以及形成NADPH所需的脂肪酸合成酶都受到SREBP-1c的调控，典型的有ACC、FAS、SCD1等。SREBP-1c的过度表达会导致脂质代谢紊乱、脂质积聚、减少VLDL输出并诱发脂肪肝、胰岛素抵抗等临床症状。干预SREBP-1c的过度表达而改善脂肪肝变性有望成为预防和治疗NAFLD

的有效途径，尽管运动干预SREBP-1c的调节机制和调节途径尚不明确，但是国内外关于运动与SREBP-1c的相关研究已获得了初步成果，如动物研究结果显示，有氧运动可抑制高脂膳食大鼠肝脏SREBP-1c mRNA表达；3周高住高练可显著抑制肥胖大鼠肝脏SREBP-1c mRNA和蛋白表达。运动干预后小鼠骨骼肌SREBP-1c基因表达显著增加，提示机体为了增加运动时能量供应，骨骼肌通过增加SREBP-1c表达来刺激TG合成。为期6个月的耐力运动能够降低超重和肥胖男性骨骼肌SREBP-1c和丝氨酸棕榈酰转移酶(SPTLC)的mRNA表达，是运动改善超重和肥胖人群脂肪代谢异常的作用机制之一。我们的研究结果也显示，7周中小强度有氧运动及黑果枸杞活性成分的干预能够降低NAFLD小鼠肝脏中SREBP-1c mRNA表达和蛋白阳性表达水平，且伴随着其相关下游成脂基因ACC、FAS、SCD1等mRNA表达的下调，血液中LDL-c含量下降。提示7周有氧运动及黑果枸杞活性成分能够通过调节SREBP-1c的表达，进而下调相关脂合基因的表达，改善NAFLD小鼠体内的脂质代谢紊乱程度，对非酒精性脂肪肝病有一定的疗效，其上游调控信号可能与以下基因紧密相关，运动与黑果枸杞色素于SREBP-1c基因表达有协同效应，运动与黑果枸杞多糖、黄酮对于SREBP-1c基因表达、蛋白表达没有交互作用（表3-32、表3-33）。

2.TNFα

TNFα是NAFLD易感因子，对脂质代谢的影响复杂，而且其潜在的机制仍旧不是很清晰，从已有的大量数据可以发现，TNFα从不同的层次、步骤、细胞、组织、器官来影响脂质代谢：增加体内游离脂肪酸FFA水平，诱导脂质分解，通过调控脂质代谢相关基因的表达调节脂合酶的活性，另外，TNFα还可以通过改变脂肪因子如脂联素、瘦素等的表达和分泌来调控脂质代谢。TNFα作为可能的血脂异常标志物，在NAFLD初期，运动及黑果枸杞活性成分是否通过TNFα调控机体脂质代谢及相关机制有待我们进一步进行深入研究。

TNFα可能通过影响胰岛素信号转导而上调SREBP-1c mRNA表达，导致肝细胞脂质代谢失衡；伴随肝脂质变性的加剧，TNFα促进表达的程度也越高；而肝脏脂质变性的改善多伴有TNFα、SREBP-1c mRNA的表达下调。Zhao等发现，TNFα可能通过LXRα调节胆固醇输出维持脂质代谢的平衡，

Linden等发现通过12周有氧运动，能够降低NAFLD晚期患者体内TNFα基因表达，延缓肝纤维进程。与Linden等的研究结果相反，Houghton D等在一项随机对照实验中发现，运动能够降低NAFLD患者肝脏脂质及内脏脂肪，但是并不改变TNFα的基因表达。我们的实验研究发现，通过7周中小强度的有氧运动训练及黑果枸杞多糖、黄酮、色素干预，NAFLD小鼠肝脏TNFα mRNA表达及蛋白含量明显下降，而且与LDL-c、TG、TC含量呈正相关，与HDL-c含量呈负相关，同时SREBP-1c、SCD1、FAS mRNA表达下调，运动与黑果枸杞色素、多糖、黄酮对于TNFα基因表达没有交互作用，有氧运动与黑果枸杞各活性成分对TNFα蛋白表达有协同效应（图3-19，表3-33），运动与黑果枸杞活性成分联合作用可能更有利于对TNFα转录后翻译水平。

3.Insig-1

在内质网上合成的SREBPs没有活性，然后与SREBP裂解激活蛋白（SCAP）结合，形成复合物SREBP-SCAP并嵌合在内质网膜上，进入高尔基体后，经过两道连续有序的蛋白水解后进入细胞核，进而发挥作用，启动下游基因的表达。Insig-1包含6个跨膜段，是内质网驻留蛋白，在脂质合成的反馈控制中起着关键作用。细胞中固醇类增多，Insig-1与SCAP结合形成Insig-1-SCAP-SREBP复合物，促使SCAP/SREBP-1c在内质网的滞留，防止SREBP-1c进入高尔基体被水解激活，降低细胞核中SREBP-1c含量，限制SREBP-1c靶基因的转录[133]。因此，Insig-1是调节脂质合成途径Insig-1-SCAP-SREBP-1c重要的上游因子，在在体和体外实验都发现过表达Insig-1抑制脂质合成。

运动对于Insig-1的调控笔者没有找到相关报道，我们的实验研究结果发现（表3-32、表3-33，图3-19），与模型组相比，C组Insig-1基因表达、蛋白表达均没有差异；F组Insig-1基因表达没有差异，蛋白表达升高；EC组、EF组、E组、EP组、P组Insig-1基因表达、蛋白表达均提高；与E组相比，EP组Insig-1基因表达、蛋白表达均升高；EC组基因表达、蛋白表达均没有差异；EF组基因表达没有差异，蛋白表达升高。提示：黑果枸杞色素对于SREBP-1c的转运没有影响，并非通过Insig-1-SCAP-SREBP途径调节NAFLD小鼠脂质代谢水平，而黑果枸杞多糖可能通过Insig-1-SCAP-SREBP调节SREBP-1c的转运，其中以有氧运动联合黑果枸杞多糖组效果最佳。在本实验处理条件下，7周黑果枸杞黄酮干预对于Insig-1基因没有影响，但是调控Insig-1转录后的蛋白翻译，通过增加内质网膜上Insig-1蛋白含量，增加Insig-1-SCAP-SREBP复合物，使得SREBP-1c在内质网滞留增加，减少细胞核中SREBP-1c含量，进而减少成脂基因的表达。

4. LXRα

LXRα是肝脏X受体（Liver X receptors, LXRs）的亚型，属于孤核受体超家族成员，主要表达部位有肝脏、肾、脾、小肠、脂肪组织、巨噬细胞等处。LXRs具有多种生物学特性，通过调节脂肪酸合成、胆汁酸产生、胆固醇输出等多个生理过程进而维持脂质的动态平衡。活化后的LXR可以增加胰岛素的敏感性，刺激胰岛素的分泌，调节机体内糖稳态。近年来Ahn等发现，LXRα的表达不仅与肝脏脂肪沉积的程度有关，也有NAFLD患者的肝脏炎症及纤维化有关，并提出：LXR可能是一个治疗和调节NAFLD的有力靶点。

LXRa是肝脏脂肪代谢的主要推动者，Peet等首次报导，LXRa缺乏的小鼠肝脏SREBP-1c及相关靶基因ACC、FAS、SCD1表达明显降低，过表达LXRα可激活脂肪细胞表达SREBP-1c及其相应靶基因，包括成脂基因：脂肪酸合成酶、乙酰辅酶A羧化酶、硬脂酰辅酶A去饱和酶1等，生成大量的脂肪酸并在肝脏大量堆积，引起肝细胞脂质变性。除了LXRa-SREBP-1c途径，研究发现，ACC、FAS、SCD1等成脂基因的启动子上面存在LXRa结合位点，LXRα可以通过直接作用或者间接作用影响脂肪生成。

目前，有关运动对LXRα的研究报道很少，结果也有差异，Rocco等发现7周有氧运动后，胆固醇转运蛋白转基因小鼠肝脏中LXRα蛋白表达没有发生变化。蔡爱芳等[120]在研究运动对二噁英至大鼠脂质合成代谢障碍的影响中发现，8周的运动可以降低大鼠肝脏LXRα mRNA及蛋白表达水平。Paula等则研究发现，有氧运动能够提高小鼠肝脏中LXRα基因表达，我们的研究呈现相似的结果：7周有氧运动后，与NAFLD模型组小鼠相比，干预组NAFLD小鼠肝脏中LXRα基因表达水平下调，小鼠肝脏中LRXα蛋白表达下降，提示有氧运动通过LXRα-SREBP-1c途径调控成脂基因表达，降低脂质在肝脏中的蓄积。同时，与模型组相比，P、C、EP、EC、EF、F组LXRα基因表达、蛋白表达表达下降（图3-19，表3-33、表3-34）。提示：黑果枸杞多糖、黄酮、色素可能通过LXRα-SREBP-1c途径或者直接作用于ACC、FAS、SCD1等，降低NAFLD小鼠肝脏脂质变性程度，有氧运动与黑果枸杞多糖、黄酮之间存在协同效应，联合应用效果最佳。

第四节 有氧运动与黑果枸杞活性成分质对NAFLD模型 小鼠脂肪酸氧化的干预作用研究

NAFLD"二次打击"理论中，氧化应激是引起"第二次打击"的关键因素。在NAFLD发病进程中，肝脏储积的大量脂质导致线粒体β氧化代偿性加快，产生过多的活性氧或者活性氮，并超过肝脏的抗氧化能力，产生氧化应激。

PPARα主要存在于肝脏、心脏、肌肉等脂肪酸分解代谢旺盛的组织中。PPARα在肝脏脂质代谢中发挥重要作用，其余配体结合活化后可以增强与脂质代谢有关酶和蛋白的基因转录，如CPT-1、SCD-1等。另外PPARα可转录调节编码过氧化酶体、微粒体和某些线粒体脂肪酸代谢酶的基因，如LCAD、AOX、CYP4A等。

脂质的β氧化及VLDL转化，脂肪酸合成率逐渐提高是导致脂质变性的重要原因。我们在上一实验中探讨了有氧运动及黑果枸杞活性成分质对脂肪酸合成途径的影响。在本实验研究中，我们将探讨有氧运动及黑枸枸杞活性成分质对于脂质的β氧化的影响。

一、材料与方法

（一）实验动物（同本章第一节）

（二）主要试剂（同本章第二-三节）

（三）仪器与设备

凯奥K5500分光光度计　　　　　　　　北京凯奥科技发展有限公司

T10BS25电动匀浆机　　　　　　　　　　　　　德国IKA公司

（四）黑果枸杞有效成分提取（同本章第二节）

（五）模式动物分组与给药（同本章第二节）

（六）运动方案（同本章第二节）

二、样本收集与检测指标

（一）组织取材

实验动物处理同本章第二节。

肝脏匀浆：肝脏右叶相近部位的肝组织，加生理盐水冰浴制成10%肝脏匀浆。

（二）石蜡切片制备（同本章第一节）

（三）免疫组织化学染色（同本章第三节）

（四）小鼠肝脏总RNA提取（同本章第三节）

（五）反转录（同本章第三节）

（六）检测指标：小鼠肝脏线粒体脂肪酸β-氧化速率测定

1.小鼠肝脏线粒体提取

取肝脏右叶同一位置100mg，生理盐水清洗后吸干。冰上剪碎组织并加入1.5ml裂解液研磨20次。4℃，800×g，5min离心。预冷的离心管中加入0.5ml溶液A，取离心后上清0.5ml加入加有溶液A的离心管中，覆盖于溶液A上层。15000×g，10min，4℃离心，弃上清。加入0.2ml漂洗液重悬沉淀并离心，15000×g，10min，4℃，弃上清。加入50~100μl储存液重悬线粒体沉淀，–70℃保存备用。

2.小鼠肝脏线粒体脂肪酸β-氧化速率测定

1）测定原理

脂肪酸β氧化速率（β oxidation rate）比色法检测试剂是一种旨在通过棕榈酰肉碱氧化依赖性铁氰化物还原，即单位时间还原产物的峰值降低，即采用比色法来测定线粒体裂解样品中脂肪酸β氧化速率。

脂肪酸 β 氧化过程（β-oxidation）在动物组织的线粒体发生的脂肪酸代谢通路，可概括为活化、转移、β 氧化及最后经三羧酸循环被彻底氧化生成 CO_2 和 H_2O，并释放能量等四个阶段，是体内（尤其是组织器官，例如肝脏、心脏和骨骼肌等）能量内平衡的关键代谢通路。通过底物棕榈酰肉碱（palmitoyl carnitine）的氧化产生的电子，由铁氰化物（ferricyanide）捕获而还原，其还原速率的检测，来评价 β 氧化的速率，即吸光值（420nm 波长）的下降与时间的对应关系。

2）操作步骤

（1）背景对照测定

比色皿中加入 750 μl 试剂 A（缓冲液）、100 μl 试剂 B（反应液）、50 μl 试剂（底物 A）、50 μl 试剂 D（底物 B），混匀后 25℃孵育 3min，加入 50 μl 试剂 D（阴性液），混匀，分光光度仪 420nm、470nm。背景读数{（OD420—OD470）0 分钟—（OD420—OD470）5 分钟}。

（2）样品测定

比色皿中加入 750 μl 试剂 A（缓冲液）、100 μl 试剂 B（反应液）、50 μl 试剂（底物 A）、50 μl 试剂 D（底物 B），混匀后 25℃孵育 3min，加入 50 μl 待测样品，混匀，分光光度仪 420nm、470nm。样品读数{（OD420—OD470）0 分钟—（OD420—OD470）5 分钟}。

（3）计算

{样品读数—背景读数）× 1（体系容量；毫升）× 样品稀释倍数] ÷ [0.5（样品质量；毫克）× 105（毫摩尔吸光系数）×5（反应时间；分钟）}＝微摩尔铁氰化物还原/分钟/毫克。

三、统计学分析（同本章第三节）

四、实验结果

（一）一般结果（同本章第三节）

（二）有氧运动及黑果活性成分对NAFLD小鼠肝脏脂肪酸氧化相关因子基因表达的影响

1.有氧运动及黑果枸杞活性成分对NAFLD小鼠肝脏脂肪酸氧化PPARα及靶基因CPT1、LCAD、AOX表达的影响

通过7周有氧运动及黑果枸杞活性成分干预后，与MX组相比，P组PPARα mRNA表达没有改变，运动与黑果枸杞多糖对于PPARα mRNA表达存在协同效应。E、P、F、EF、EP、EC表达上调，运动与黑果枸杞色素对于PPARα mRNA表达存在协同效应；与MX组相比，PPARα下游基因CPT1mRNA除E组表达没有改变，其他干预组均上调，运动与色素对于CPT1基因表达存在协同效应，运动有干预作用；与MX组相比，下游基因LCAD、AOX除P组mRNA表达没有改变，其他干预组均上调，有氧运动与黑果枸杞多糖、色素对LCAD基因表达存在协同效应（表3-35，图3-16）。

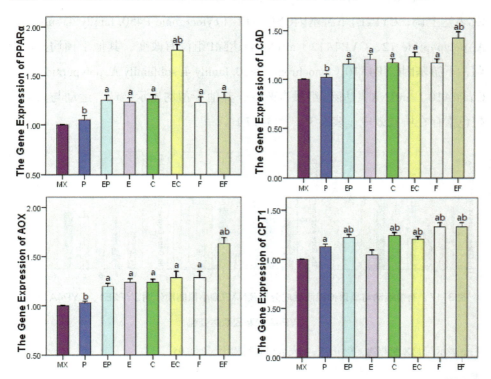

图3-16　有氧运动及黑果枸杞活性成分干预后各组小鼠肝脏PPARα、CPT1、LCAD、AOX基因表达

注：a表示与MX组相比，*P*<0.05；b表示与E组相比，*P*<0.05。

表3-35 双因素方差分析结果 ($\overline{X} \pm S$, n=8)

分组	PPARα	CPT1	LCAD	AOX
运动	$P<0.05$	$P>0.05$	$P<0.05$	$P<0.01$
多糖	$P<0.05$	$P<0.05$	$P<0.05$	$P>0.05$
运动 * 多糖	$P<0.05$	$P>0.05$	$P<0.05$	$P>0.05$
运动	$P<0.01$	$P<0.01$	$P<0.05$	$P>0.05$
色素	$P<0.01$	$P>0.05$	$P>0.05$	$P<0.01$
运动 * 色素	$P<0.05$	$P<0.01$	$P<0.01$	$P>0.05$
运动	$P<0.01$	$P<0.01$	$P<0.01$	$P<0.01$
黄酮	$P<0.01$	$P<0.01$	$P<0.01$	$P>0.05$
运动 * 黄酮	$P>0.05$	$P>0.05$	$P>0.05$	$P>0.05$

2.有氧运动及黑果活性成分对NAFLD小鼠肝脏脂肪酸氧化CYP2E1及靶基因CYP4A10、CYP4A12表达的影响

与MX组相比，CYP2E1 mRNA表达P组没有改变，E、P、F、EF、EP、EC表达上调；CYP2E1下游基因CYP4A12（cytochrome P450, family 4, subfamily A, polypeptide 12，CYP4A12）mRNA表达除P组没有改变，其他干预均显示上调，下游基因CYP4A10（cytochrome P450, family 4, subfamily A, polypeptide 10，CYP4A10）mRNA表达除P组没有改变，其他干预均显示上调，运动与黑果枸杞色素存在协同效应（表3-36，图3-17）。

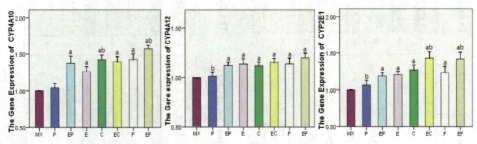

图3-17 有氧运动与黑果枸杞活性成分干预NAFLD小鼠脂质代谢CYP2E1、CYP4A10、CYP4A12基因表达变化

注：a表示与MX组相比，$P<0.05$；b表示与E组相比，$P<0.05$。

表3-36　双因素方差分析结果（$\overline{X} \pm S$，n=8）

分组	运动	多糖	运动 *多糖	运动	色素	运动 *色素	运动	黄酮	运动 *黄酮
CYP2E1	P<0.01	P>0.05	P>0.05	P<0.01	P<0.01	P>0.05	P<0.01	P<0.01	P>0.05
CYP4A10	P<0.01	P>0.05	P>0.05	P<0.01	P<0.01	P<0.05	P<0.01	P<0.01	P>0.05
CYP4A12	P<0.01	P>0.05	P>0.05	P<0.05	P>0.05	P>0.05	P<0.05	P<0.05	P>0.05

3.有氧运动及黑果活性成分对NAFLD小鼠肝脏脂肪酸氧化相关因子蛋白表达的影响

黑果枸杞多糖对于脂质代谢相关基因PPARα、CYP2E1蛋白表达没有影响，黑果枸杞黄酮、黑果枸杞色素、有氧运动均能显著提高脂肪酸氧化相关基因PPARα、CYP2E1蛋白表达（表3-37）。运动与黑果枸杞多糖对PPARα蛋白表达存在协调效应，运动是影响PPARα蛋白阳性表达的主效应（$P<0.01$）（表3-38）。

表3-37　有氧运动与黑果枸杞活性成分干预NAFLD小鼠脂肪酸氧化相因子蛋白表达（$\overline{X} \pm S$）

分组因子	MX	E	EP	P	EC	C	EF	F
PPARα	5.61 ± 0.53##	6.69 ± 0.68**	6.31 ± 1.28**#	5.52 ± 1.25##	7.08 ± 0.62**##	6.83 ± 0.80**	7.22 ± 0.98**#	6.79 ± 1.15**
CYP2E1	4.71 ± 1.24##	5.83 ± 0.94**	5.92 ± 1.19**	4.81 ± 1.13**##	6.15 ± 0.75**##	5.84 ± 1.37**	6.01 ± 1.15**#	5.85 ± 1.28**

* 表示与MX组相比，$P<0.05$；** 表示与MX组相比，$P<0.01$；# 表示与E组相比，$P<0.05$；## 表示与E组相比，$P<0.01$。

表3-38　双因素方差分析结果（$\overline{X} \pm S$）

分组	运动	多糖	运动 *多糖	运动	色素	运动 *色素	运动	黄酮	运动 *黄酮
CYP2E1	P<0.01	P>0.05	P>0.05	P<0.01	P<0.05	P>0.05	P<0.01	P<0.01	P>0.05
PPARα	P<0.01	P>0.05	P<0.05	P<0.01	P<0.01	P>0.05	P<0.01	P<0.01	P>0.05

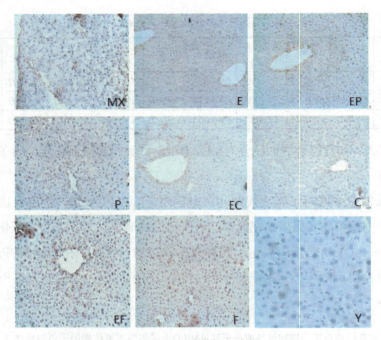

图3-18 PPARα 免疫组化染色 ×400

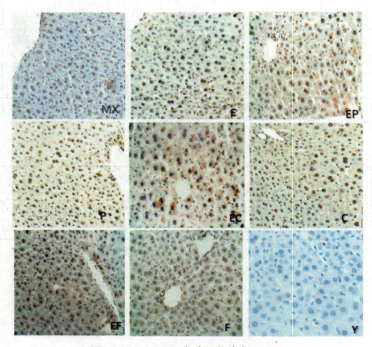

图3-19 CYP2E1免疫组化染色 ×400

4.有氧运动及黑果活性成分对NAFLD小鼠肝脏线粒体β氧化速率的影响

通过7周有氧运动及黑果枸杞活性成分的干预，各干预组线粒体β氧化速率上升，促进脂质的β氧化，降低肝脏脂质堆积。有氧运动与黑果枸杞色素对线粒体β氧化速率存在协同效应，有氧运动与黑果枸杞多糖对线粒体β氧化速率存在协同效应，有氧运动是主效应（P<0.01）。其中运动与黑果枸杞色素、多糖间存在协同效应（表3-24、表3-25）。

表3-39　7周有氧运动及黑果枸杞活性成分质对NAFLD小鼠肝脏线粒体β氧化速率的作用（$\overline{X}$ ±S，n=8）

	线粒体 β 氧化速率（nmol/min/kg pro）
MX	22.54 ± 2.71#
E	27.83 ± 2.09*
EP	28.46 ± 2.75**
P	25.38 ± 1.06
EC	35.71 ± 1.49**##
C	31.08 ± 2.37**
EF	36.76 ± 2.12**##
F	32.05 ± 1.94**#

* 表示与 MX 组相比，$P<0.05$；** 表示与 MX 组相比，$P<0.01$；# 表示与 E 组相比，$P<0.05$；## 表示与 E 组相比，$P<0.01$。

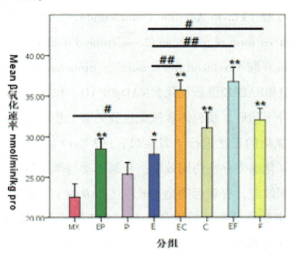

图3-20　7周有氧运动及黑果枸杞活性成分对NAFLD小鼠肝脏氧化损伤的作用

* 表示与 MX 组相比，$P<0.05$；** 表示与 MX 组相比，$P<0.01$；# 表示与 E 组相比，$P<0.05$；## 表示与 E 组相比，$P<0.01$。

表3-40 双因素方差分析结果（$\overline{X} \pm S$，n=8）

分组	线粒体 β 氧化速率
运动	$P<0.01$
多糖	$P>0.05$
运动 * 多糖	$P<0.05$
运动	$P<0.01$
色素	$P<0.01$
运动 * 色素	$P<0.05$
运动	$P<0.01$
黄酮	$P<0.01$
运动 * 黄酮	$P>0.05$

五、讨论

脂肪酸氧化代谢异常在肝脂肪变发生、发展过程中占有重要位置，由于脂肪酸氧化主要发生在线粒体，因此，线粒体本身的脂代谢和能量产生对于体质脂代谢尤为重要。通常线粒体β氧化包括3个连续步骤，即长链脂肪酸进入线粒体；随后是脂肪酸的持续β氧化，产生了短链乙酰辅酶A和辅酶A，并且使氧化型烟酰胺腺嘌呤二核苷酸（Nicotinamide Adenine Dinucleotide，NAD）和黄素腺嘌呤二核苷酸（Flavin Adenine Dinucleotide，FAD）转换为烟酰胺腺嘌呤二核苷酸（reduced form of nicotinamide-adenine dinucleotid，NADH）和还原型黄素腺嘌呤二核苷酸（reduced flavin adenine dinucleotide，FADH2）；最终通过MRC将NADH和FADH2重新氧化为NAD和FAD。在本研究中，有氧运动及黑果枸杞活性成分干预后，线粒体β氧化过程的第二步出现明显好转，保证了线粒体脂肪酸β氧化的正常进行（表3-41，图3-20）。有氧运动与黑果枸杞色素对线粒体β氧化速率存在协同效应，有氧运动与黑果枸杞多糖对线粒体β氧化速率存在协同效应，有氧运动是主效应（$P<0.01$）（表3-41）。

肝细胞发生脂肪性肝病的前体条件是甘油三酯等脂类物质在肝细胞中发生蓄积，目前，关于脂质在肝脏中蓄积及发生脂质变性的主要代谢异常尚不明确。

以甘油三脂为主的脂类聚集在肝细胞是进展成脂肪性肝病的前提条件，但是导致脂质累积及脂质变性的主要代谢异常尚不清除，由于脂质蓄积引起的脂肪酸氧化能力减弱可能是促进脂质在肝脏进一步堆积及脂质变性的主要因素。脂肪酸氧化的主要场所有三个细胞器，即线粒体β氧化，负责代谢短、中、长链脂肪酸；过氧化物酶体β氧化负责代谢极长链脂肪酸及微粒体ω氧化。此外，极长链脂肪酸还可以通过CYP2E、4A亚家族进行氧化分解为双羧酸。研究发现，过氧化物酶体增殖活化受体PPARα可转录调节编码过氧化物酶体、微粒体和某些线粒体脂肪酸代谢酶的基因如AOX、LCAD、CPT1等，从而在脂肪酸的氧化代谢过程中发挥重要的调控作用，同时，PPARα可增加的CYP4A表达，催化饱和、不饱和脂肪酸的羟化，加速脂肪酸氧化，减少肝脏脂质变性，其表达减少可能导致一系列与脂质代谢有关的酶表达减少，导致游离和酯化脂肪酸沉积。PPARα属于核受体家族，是配体激活的转录因子，主要表达于肝脏、肾皮质、心脏等具有丰富线粒体和脂肪酸β氧化活性的器官。其靶基因主要是与脂肪酸氧化有关的基因，AOX、LCAD、CPT-1α便是其中较重要的靶基因。AOX是过氧化体β氧化的关键酶，是长链脂酰CoA氧化的关键酶，而CPT-1α则是介导脂肪酰进入线粒体进行β氧化的关键蛋白，LCAD是线粒体内β氧化的关键酶。研究发现，中等强度持续运动和大强度间歇运动可能通过改变体内SREBP-1c、PPARα、CPT1a等基因的表达改善脂质合成和β氧化，预防肥胖小鼠肝脏脂质堆积。长期中等强度的运动训练可以上调PPARα的蛋白和基因表达水平。但是也有不同观点，如陈敏[28]等研究发现耐力有氧运动可以提高大鼠肝脏、心肌和腓肠肌中PPARα的蛋白表达，但PPARα mRNA表达均无明显改变；李庆雯等发现，有氧耐力运动可以显著提高正常大鼠骨骼肌PPARα mRNA表达，而高脂饮食大鼠在进行耐力运动后PPARα的基因表达未出现显著性变化。我们实验发现，与MX组相比，黑果枸杞多糖干预组肝脏PPARα、AOX、LCAD mRNA基因表达没有差异，PPARα蛋白表达没有差异，CPT-1mRNA表达上调，提示：黑果枸杞多糖调节NAFLD小鼠肝脏脂质代谢相关基因的调控可能存在PPARα-以外的其他调控途径；E、EP、EC、EF、C、F组PPARα mRNA表达、蛋白表达上调，下游基因LCAD、AOX mRNA表达上调（表3-35，图3-16、图3-18），对于LCAD基因表达，有氧运动与黑果枸杞多糖、色素间存在协同效应。提示：有氧运动与黑果枸杞黄酮、色素可能通过PPARα途径调控NAFLD小鼠肝脏线粒体脂肪酸β氧化，减少脂质在肝细胞中的堆积，降低肝脏损伤。黑果枸杞多糖单独干预不能存进LCAD基因表达，黑果枸杞多糖与有氧运动联用可协同促进LCAD基因表达，有氧运动与黑果枸杞活性成分联用效果最佳。

CYP2E1、CYP4A是脂肪酸次要代谢通路——微粒体脂质ω氧化的关键酶，他们的激活有助于增加脂肪酸代谢，同时其活性增加可促进自由基（特别是超氧化物）或ROS生成，从而在脂肪肝中导致促氧化物和抗氧化物比例失衡。非酒精性脂肪肝时Cyp2e1处于高表达状态，从而促进未折叠蛋白反应和内质网超负荷反应通路，促进内质网应激的发生。内质网应激时胆固醇被消耗，激活SREBPs，进而促进脂质的沉积与合成，促进脂肪肝的形成。我们的实验发现，黑果枸杞多糖干预组小鼠CYP2E1基因表达，蛋白表达没有明显改变（表3-37、表3-38，图3-18），下游靶基因CYP4A12、CYP4A10 mRNA表达与MX组比较没有差异，与MX相比，E、EP、EC、EF、C、F组CYP2E1 mRNA表达、蛋白表达上调，下游基因CYP4A12、CYP4A10 mRNA表达上调（图3-17）。对于CYP4A10基因表达，有氧运动与黑枸枸杞色素间存在协同效应（表3-22）。产生这种改变的可能原因是运动和黑果枸杞活性成分的干预引起CYP2E1对机体产生保护性适应反应，CYP2E1不仅能够产生ROS，导致氧化应激，但是同时能增加GSH水平，提高过氧化酶的活性，引起机体的保护性适应反应。这与我们的研究结果相一致，与MX相比，各干预组小鼠肝脏中TBARS含量降低，GSH含量及SOD活性升高，提示7周中小强度有氧运动联合黑果枸杞活性成分可能通过提高GSH含量及SOD活性，加速肝脏脂质过氧化底物的清除速率，降低肝脏脂质过氧化程度，对肝脏的过氧化损伤起到一定的保护作用。

第五节　有氧运动通过H_2S调控SREBP-1c信号通路干预NAFLD小鼠肝脏脂质合成

几个世纪以来，H_2S都以臭鸡蛋中的有毒气体被人们认知。现今，H_2S已经被确认为是除了NO、CO以外的第三大气体信号分子，参与集体广泛的生理过程，包括炎症、细胞凋亡、血管舒张和神经调节等。近20年，由于肝脏是调控H_2S代谢的重要器官，H_2S在NAFLD中的作用引起广泛关注。在肝脏疾病病理生理学中H_2S起着至关重要的作用。H_2S能保护啮齿动物由于四氯化碳和缺血再关注引起的损伤。最新研究发现，在高脂饮食喂养诱导的NASH小鼠和大鼠体内，内源性H_2S生成受到损伤，通过提供外源性H_2S供体NAHS治疗，降低了NASH啮齿动物的氧化应激压力及炎症反应，进而有利于NASH转归。提示：H_2S内稳态在脂质毒性中起着重要的作用。

如前实验研究结果显示：通过7周中等强度有氧运动干预，NAFLD小鼠肝脏中脂质蓄积降低，肝脏病理切片显示NAFLD良性转归，这种良性转归的发生可能是由于肝脏脂质合成降低的同时脂肪酸氧化加强的共同作用。有氧运动通过干预SREBP-1c信号通路相关因子的表达对肝脏中脂质合成起到重要的调控作用，但其相关机制仍有待进一步的探讨。本研究通过给与NAFLD小鼠7周有氧运动、内源性H_2S生成抑制剂PAG及外源性H_2S补充物NAHS单独或联合干预，探讨有氧运动对SREBP-1c通路的调控机制。

一、材料与方法

（一）主要试剂

H_2S测试盒	南京建成
PAG	上海生工
NAHS	上海生工

（二）仪器与设备（同本章第二节）

表3-41 引物序列

Primer		Sequence（5'->3'）
CBS	Forward Primer	AATTCTCGTGCCGTGGTGCT
	Reverse Primer	TGCCTCCATACACTTCATCC
CSE	Forward Primer	GTGGTGGCGTCTGCGTGTTC
	Reverse Primer	AGCGTGTCGGTCAGGTGGAC

（三）实验动物（同本章第一节）

（四）模式动物分组与给药（同本章第二节）

（五）运动方案（同本章第二节）

（六）样本收集与检测指标

1.组织取材

1）实验动物处理（同本章第二节）

2）石蜡切片（同本章第一节）

3）免疫组织化学染色同（同本章第三节）

取肝脏0.3×0.5cm置于2.5%戊二醛（磷缓戊二醛）固定液中，用于肝细胞电镜。肝细胞电镜由湘雅医学院电镜中心完成，日立HT-7700透射电子显微镜观察、拍片。

2.小鼠肝脏总RNA提取（同本章第三节）

3.反转录（同本章第三节）

4.检测指标

1）H_2S检测（分光光度法）

①测定原理

H_2S与醋酸锌、N, N-二甲基对苯二胺和硫酸铁铵等反应生成亚甲基蓝，亚甲基蓝在665nm处有最大吸收峰，通过测定其吸光值可计算H_2S含量。

②操作如下：

表3-42

	空白	检测
样品（ml）		0.25
蒸馏水（ml）	0.25	
试剂一（ml）	0.25	0.25

（续表）

充分震荡混匀		
试剂二（ml）	0.25	0.25
10000g，4℃，离心10min，去上清，留沉淀		
蒸馏水（ml）	0.5	0.5
10000g，4℃，离心10min，去上清，留沉淀		
试剂一（ml）	0.25	0.25
试剂三（ml）	0.25	0.25
充分震荡混匀		
试剂四（ml）	0.25	0.25
10000g，4℃，离心10min，去上清，留沉淀		
试剂五（ml）	0.25	0.25
混匀，室温静置20min，波长665nm，1ml玻璃比色皿，空白管调零，额定各管在665nm下吸光值（A665）。		

③计算

组织：

$$H_2S含量（\mu mol/mgprot）= \frac{A655 \times V_{反总} \times 10^{-3}}{0.0044 \times V_{样} \times} = \frac{0.727 \times A655}{Cpr}$$

血清：

$$H_2S含量（\mu mol/L）= \frac{A655 \times V_{反总}}{0.0044 \times V_{样}} = 0.727 \times A655$$

三、统计学分析

数据用均数±标准差（±S）表示，数值的比较采用成组设计的One-Way ANOVA单因素方差分析，组间比较采用LSD检验；运动与NAHS、运动与PAG分别做双因素方差分析，检测运动与NAHS、PAG各活性成分之间有没有交互效应（根据样本均值计算协同或拮抗作用），如果有交互效应选择简单效应分析。*P<0.05*为差异具有显著统计学意义，*P<0.01*为差异具有非常显著统计学意义。

四、实验结果

（一）CSE基因mRNA表达量检测结果

如图3-21所示，7周高糖高脂膳食灌注显著降低肝脏中CSE基因表达，PAG抑制剂可以抑制小鼠肝脏中CSE基因表达，过表达率约为-73.43%，补充外源性H$_2$S，肝脏CSE表达呈现增高趋势，但无显著性差异。

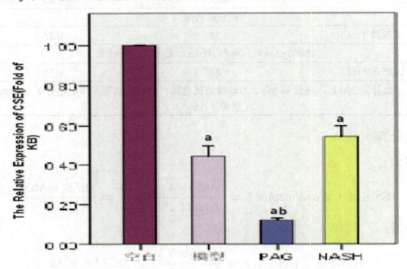

图3-21　NAFLD小鼠肝脏CSE荧光PCR检测结果

注：a 表示与空白组相比，*P<0.05*；b 表示与模型组相比，*P<0.05*。

（二）CBS基因mRNA表达量检测结果

如图3-22所示，NAFLD组小鼠肝脏中CBS基因表达上调，给与NAFLD小鼠7周PAG、NAHS、有氧运动干预后，发现PaG及NaSH组较模型组未显示显著性差异，PAG加运动、运动、NaSH和运动组基因表达水平升高，NaSH和运动组显著高于运动及NaSH组，但是有氧运动与NaSH组没有交互作用（表3-43）。

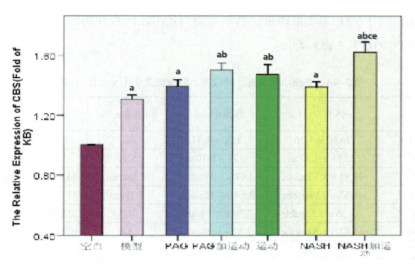

图3-22　NAFLD小鼠肝脏CSE荧光PCR检测结果

注：a 表示与 KB 组相比，*P<0.05*；b 表示与 MX 组相比，*P<0.05*；c 表示与 MX 组相比，*P<0.05*；d 表示 Pa 与 EPa 组相比，*P<0.05*；e 表示 Na 与 ENa 相比，*P<0.05*。

表3-43　双因素方差分析结果

分组	运动	PAG	运动 *PAG	运动	NaHS	运动 *NaHS
CBS	*P<0.01*	*P<0.01*	*P>0.05*	*P<0.05*	*P<0.01*	*P>0.05*

（三）有氧运动及CSE基因抑制剂、外源性NASH添加对NAFLD小鼠体重、肝湿重、肝指数及肝脏脂质含量的影响

如表3-44所示，与KB相比，各组体重、肝脏中TG含量均存在显著升高（*P<0.01*）；除ENa组外，其他各组肝脏湿重、肝脏中TG含量均显著增高（*P<0.01*）；MX、Pa、EPa组肝指数显著升高（*P<0.01*或*P<0.05*）；与MX组相比，各组体重均显著降低，肝脏中TG含量均显著升高（*P<0.01*）EPa组肝脏湿重、肝脏TG含量没有显著性改变；Pa组肝脏湿、肝脏TG含量重显著升高，其余各干预组肝脏湿重、肝脏TG含量均显著降低（*P<0.01*或*P<0.05*），Pa组肝指数显著上升（*P<0.05*），ENa组肝指数显著下降（*P<0.01*）；与E组相比，Pa、EPa、Na组体重升高，ENa组体重降低；Pa、EPa组肝湿重、肝脏中TG含量升高；Pa组肝指数上升，ENa组肝湿重、肝指数、肝脏中TG含量下降（*P<0.01*或*P<0.05*）。对于NAFLD小鼠肝指数，有氧运动与PAG之间存在拮

抗作用；对于NAFLD小鼠体重，有氧运动与PAG之间存在协同效应，PAG是主效应（*P<0.01*）（表3-45）。

表3-44　各组小鼠体重、肝湿重、肝指数变化（$\overline{X}$ ±S, n=8）

分组	体重（g）	肝湿重（g）	肝指数（%）	肝脏 TG μmol/gprot
KB	36.67 ± 1.26	1.70 ± 0.11	4.6	153.25 ± 12.90
MX	52.88 ± 1.37aa	2.71 ± 0.10aa	5.1a	307.13 ± 16.12aa
Pa	48.85 ± 1.93aabbc	3.01 ± 0.19aabcc	6.2aabcc	365.88 ± 16.31aabbcc
EPa	49.87 ± 1.08aabbc	2.54 ± 0.11aacdd	5.1aaee	313.75 ± 21.25aaccdd
E	47.76 ± 1.56aabb	2.30 ± 0.14aabb	4.8	232.87 ± 13.95aabb
Na	49.42 ± 1.51aabbc	2.37 ± 0.23aabb	4.9	228.38 ± 16.19aabb
ENa	44.41 ± 1.55aabbccee	1.94 ± 0.17bbcce	4.4bbcce	192.36 ± 16.04aabbcce

注：a 表示与KB组相比，*P<0.05*，aa 表示 *P<0.01*；b 表示与 MX 组相比，*P<0.05*，bb 表示 *P<0.01*；c 表示与 MX 组相比，*P<0.05*，cc 表示 *P<0.01*；d 表示 Pa 与 EPa 组相比，*P<0.05*，dd 表示 *P<0.01*；e 表示 Na 与 ENa 组相比，*P<0.05*，ee 表示 *P<0.01*。

表3-45　双因素方差分析结果

分组	运动	PAG	运动 *PAG
肝指数	*P<0.01*	*P<0.01*	*P<0.05*
体重	*P>0.05*	*P<0.01*	*P<0.01*

（四）有氧运动及CSE基因抑制剂、外源性NASH添加对NAFLD小鼠肝脏组织形态学改变的影响

HE染色显示，空白组肝脏形态结构正常，中央汇管周围肝索结构清晰，细胞核圆居中，肝脏中脂滴少见。NAFLD小鼠肝脏中出现大量空泡，肝索结构紊乱，细胞出现肿胀及空泡，细胞核形变且出现在细胞周边。给与PAG抑制剂干预肝脏病理情况加重，给与运动及外源性H_2S添加后肝脏病理情况得到改善。

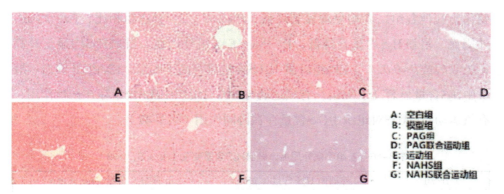

图3-23　肝脏病理切片示意图 ×100

　　肝脏超微电镜显示，肝细胞中线粒体含量丰富，呈椭圆形或圆形。MX组小鼠肝脏线粒体出现肿胀及局灶性空泡，部分线粒体膜破裂，线粒体数量减少，细胞中脂滴体积较大，数量较多；PAG组线粒体固缩，数量急剧减少，运动干预及NAHS干预组小鼠肝脏中脂滴数量减少，体积减小，局灶性空泡及线粒体肿胀度降低，胞质中溶酶体数量增加。

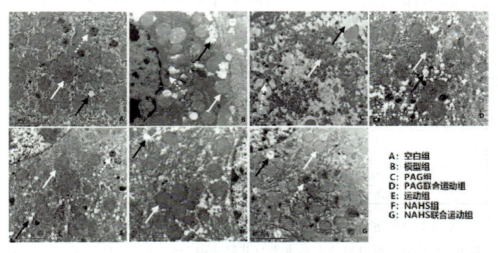

图3-24　肝脏超微结构示意图 （2μm）

注：黑色箭头所示为胞质中脂滴，白色箭头所示为线粒体，白色虚线箭头所示为溶酶体。

　　（五）有氧运动及CSE基因抑制剂、外源性NASH添加对NAFLD小鼠肝脏及外周血中H_2S含量的影响

　　如表3-30所示，与KB相比，Na与ENa组外周血与肝脏H_2S含量未见明显

变化，其他各组二者均呈现显著降低（$P<0.01$）；与MX组相比，Pa、EPa组外周血、肝脏H_2S均显著降低，E、Na、ENa组外周血、肝脏H_2S均显著升高（$P<0.01$或$P<0.05$）。EPa组肝脏中H_2S含量显著高于Pa组，ENa组外周血、肝脏中H_2S含量显著高于Na组。有氧运动与PAG对组织中H_2S含量存在拮抗作用，有氧运动与NAHS对组织中H_2S含量存在协同作用（表3–47）。

表3–46 各组小鼠外周血、肝脏H_2S含量变化（$\bar{X} \pm S$, n=8）

分组	外周血 H_2S 含量（μM）	肝脏 H_2S 含量（nmol/gprot）
KB	9.19 ± 1.16	191.37 ± 10.57
MX	3.80 ± 1.15aa	110.58 ± 12.24aa
Pa	1.36 ± 0.37aabbcc	12.22 ± 6.28aabbcc
EPa	2.15 ± 0.54aabbcc	27.55 ± 9.21aabbcce
E	5.72 ± 1.07aab	134.94 ± 16.34abb
Na	7.83 ± 1.22bbc	166.17 ± 13.55bb
ENa	9.77 ± 1.45bbccf	197.32 ± 13.86bbf

注：a 表示与 KB 组相比，$P<0.05$，aa 表示 $P<0.01$；b 表示与 MX 组相比，$P<0.05$，bb 表示 $P<0.01$；c 表示与 MX 组相比，$P<0.05$，cc 表示 $P<0.01$；d 表示 Pa 与 EPa 组相比，$P<0.05$，dd 表示 $P<0.01$；e 表示 Na 与 ENa 组相比，$P<0.05$，ee 表示 $P<0.01$。

表3–47 双因素方差分析结果

分组	组织 H_2S 含量
运动	$P<0.01$
PAG	$P<0.01$
运动 *PAG	$P<0.01$
运动	$P<0.01$
NaHS	$P<0.01$
运动 * NaHS	$P<0.01$

（六）有氧运动及CSE基因抑制剂、外源性NASH添加对NAFLD小鼠肝脏SREBP-1c基因、蛋白阳性表达水平及其靶基因FAS、ACC、SCD1基因表达的影响

如图3-25所示，与空白组相比，各组SREBP-1c、FAS、SCD、ACC基因表达上调。与MX组相比，Pa、EPa组SREBP-1c、FAS基因表达显著上调，Pa组ACC、SCD1表达上调，EPa组没有差异，E、ENa、Na组上述基因均显著下

调。与E组相比，Pa组SREBP-1c、FAS、SCD1基因表达上调，ENa组SREBP-1c、FAS、ACC基因表达下调，EPa组ACC、SCD1基因表达上调。有氧运动与PAG对于FAS基因表达显示拮抗作用，有氧运动与NAHS对于SREBP-1c、FAS基因表达显示协同效应（表3–48）。

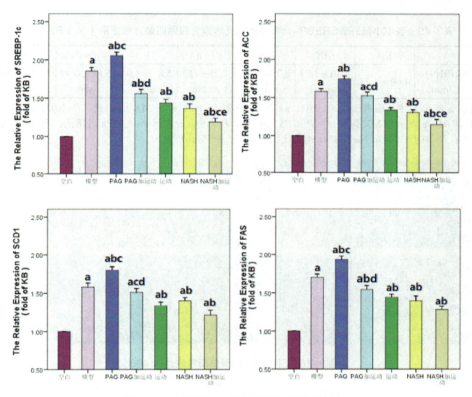

图3-25　SREBP-1c信号通路相关基因表达

注：a 表示与 KB 组相比，*P<0.05*；b 表示与 MX 组相比，*P<0.05*；c 表示与 MX 组相比，*P<0.05*；d 表示 Pa 与 EPa 组相比，*P<0.05*；e 表示 Na 与 ENa 组相比，*P<0.05*。

表3-48　双因素方差分析结果

	SREBP-1c	FAS	ACC	SCD1
运动	*P<0.01*	*P<0.01*	*P<0.01*	*P<0.01*
PAG	*P<0.01*	*P<0.01*	*P<0.01*	*P<0.01*
运动 *PAG	*P>0.05*	*P<0.05*	*P>0.05*	*P>0.05*
运动	*P<0.01*	*P<0.01*	*P<0.01*	*P<0.01*
NaHS	*P<0.01*	*P<0.01*	*P<0.01*	*P<0.01*
运动 * NaHS	*P<0.05*	*P<0.05*	*P>0.05*	*P>0.05*

如表3-49所示，与KB组相比，ENa组SREBP-1c蛋白表达未显示显著差异，其他各组均显示显著性降低；与MX组相比，EPa组阳性表达面积显著升高，E、Na、ENa组显著性降低；与运动组相比，Pa、EPa显著升高。有氧运动与NAHS在SREBP-1c蛋白表达方面显示出协同效应（表3-34）。

表3-49　各组小鼠肝脏SREBP-1c免疫组织化学染色显微图像分析结果（$\overline{X}$±S，n=8）

	KB	MX	Pa	EPa	E	Na	ENa
SREBP-1c（C/mm²）	4.60 ± 1.21	7.40 ± 1.27 aa	8.75 ± 0.90 aabcc	7.29 ± .20 aaddc	5.87 ± 1.01 abb	5.68 ± 0.97 abb	5.13 ± 0.80 bb

注：a 表示与 KB 组相比，$P<0.05$，aa 表示 $P<0.01$；b 表示与 MX 组相比，$P<0.05$，bb 表示 $P<0.01$；c 表示与 MX 组相比，$P<0.05$，cc 表示 $P<0.01$；d 表示 Pa 与 EPa 组相比，$P<0.05$，dd 表示 $P<0.01$；e 表示 Na 与 ENa 组相比，$P<0.05$，ee 表示 $P<0.01$。

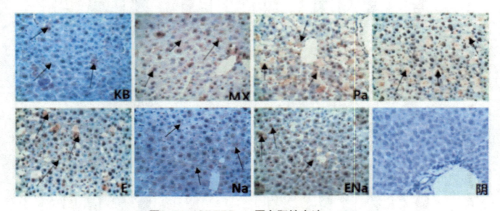

图3-26　SREBP-1c蛋白阳性表达 ×400

表3-50　双因素方差分析结果

分组	运动	PAG	运动 *PAG	运动	NaHS	运动 *NaHS
体重	$P<0.01$	$P<0.01$	$P>0.05$	$P<0.05$	$P<0.01$	$P<0.05$

五、讨论

（一）有氧运动及CSE基因抑制剂、外源性NASH添加对NAFLD小鼠肝脏脂质蓄积的影响

Geng等研究发现，在高脂饮食饲养的小鼠体内，H_2S含量可能与脂解作用

呈负相关，PAG会引起HFD饲养小鼠体重、皮下脂肪、内脏脂肪含量均降低，外源性补充GYY4137则使小鼠体重呈现降低趋势，内脏脂肪含量呈现显著性降低，而皮下脂肪含量显著性增高。Sarathi等研究发现，给与野生型及CSE敲除小鼠高脂饮食饲养，小鼠体重持续增加，肝脏湿重、肝指数显著升高，CSE基因敲除小鼠体重增加明显低于野生型小鼠，CSE基因敲除小鼠代谢外源性脂质的能力显著性下降。肝脏病理切片及肝细胞超微结构显示，正常小鼠肝细胞形态结构正常，核圆居中，线粒体含量丰富，呈椭圆形或圆形，含有少量脂滴；MX组小鼠肝脏肝索紊乱，细胞核形变，线粒体出现肿胀及局灶性空泡，部分线粒体膜破裂，线粒体数量减少，细胞中脂滴体积较大，数量较多（图3-23、图3-24）；PAG组线粒体固缩数量急剧减少，运动干预小鼠肝脏中脂滴数量减少，体积减小，局灶性空泡及线粒体肿胀度降低，胞质中溶酶体数量增加。给与NAFLD小鼠7周有氧运动、CSE抑制剂PAG与外源性NASH及运动与PAG、运动与NASH联合干预后，各干预小鼠体重均显著下降，但是PAG干预小鼠肝脏湿重、肝指数、肝脏中TG含量均显著上升，进一步抑制NAFLD小鼠CSE表达，将加剧高糖高脂膳食导致的脂质蓄积（图3-21、图3-39、图3-40）；同时给与PAG抑制剂与有氧运动干预，有氧运动与PAG在降低NAFLD小鼠体重方面呈现协同效应，PAG是主效应，有氧运动与PAG在NAFLD小鼠肝指数方面呈现拮抗作用，有氧运动能够调节CSE表达降低导致的脂质蓄积；NASH干预及有氧运动联合NASH干预小鼠在上述指标中未呈现交互作用，但是联合干预组小鼠体重、肝脏湿重、肝指数及肝脏中TG含量均显著低于单独干预组（有氧运动/NASH），外源性添加NaHS及有氧运动在一定程度上能够降低NAFLD小鼠脂质蓄积情况（表3-44、表3-45）。

（二）有氧运动参与调控NAFLD小鼠肝脏H_2S水平

CBS是一个63千道尔顿磷酸吡哆醛依赖性血红蛋白，位于细胞质中，主要在肝脏、肾脏、胰腺、中枢及外周神经系统中表达。CBS蛋白结构复杂，包括一个N-端血红素结合域、一个磷酸吡哆醛催化中心以及一个C端调控域。CSE同样具有磷酸吡哆醛依赖性，主要表达位置有肝脏、肾脏、胰腺、肠及脉管系统。CBS和CSE在生物学上至关重要，可以共同作用于跨硫途径的催化，也可单独通过替代脱硫反应合成H_2S。除了基因删减和敲除，药理抑制剂是研究CBS、CSE生理功能的重要工具，其中，使用广泛的主要CBS抑制剂aminooxyacetic aid（AOAA）和CSE抑制剂DL-Propargylglycine（PAG）。研究H_2S的具体生理作用也依赖于H_2S的供体，其中包括快速释放的供体NaHS、Na_2S和慢速释放供体GYY4137等。肝脏是调控于H_2S及同型半胱氨酸水平的关键部位，肝脏中90%的H_2S生成及其生理功能受到CSE调控。在NAFLD患者及NAFLD相关并发症患者体内都表现出循环同型半胱氨酸及H_2S水平混乱。CBS、CSE与高脂饮食诱导的NAFLD关系密切，Hwang等发现，5周高脂饮食，NAFLD体内CBS、CSE表达升高，增加H_2S生物合成，并推测，这一改变是对肝脏氧化应激的适应性反应。Bravo等发现，18周高脂饮食饲养CSE、CBS转硫活性均下降，这些相反的结果可能与饮食结构及实验周期有关。Luo等研究发现，蛋氨酸-胆碱缺乏所致NASH大鼠肝脏中CBS、CSE基因表达降低，并且H_2S水平下降，提供外源性H_2S后，肝脏功能上升、肝脏脂质含量及肝细胞凋亡显著降低，提示：H_2S对肝脏的保护作用主要是抗氧化、抗炎和脂质调节等。但是这也可能是由于饮食中蛋氨酸胆碱的不足这一因素促使CBS/CSE系统紊乱所致。而Lindsei等研究也发现，高脂饮食饲养小鼠肝脏中CSE、SBS基因表达均升高，肝脏中H_2S含量升高。我们研究显示，高糖高脂膳食7周可以引起小鼠肝脏中CSE基因表达下调，CBS基因表达上调，肝脏及外周血中H_2S含量显著下降，提示高糖高脂膳食在降低CSE基因表达的同时，使CBS基因表达补偿性上调，但是由于肝脏中CBS基因表达上调促进的H_2S表达不足以补偿CSE基因表达下降引起的CSE/H_2S系统紊乱，肝脏及血液中H_2S含量降低（图3-21、图3-22、图3-27，表3-44、表3-48、表3-49）。这一结果可能与高脂饲料成分的差异有关。近年部分研究发现[151,173]，CSE和CBS的基因表达可能受到不同脂肪酸的调控，油酸与亚油酸会降低小鼠肝脏中CSE基因表达，二十二碳六烯酸和二十碳五烯酸可提高CSE在人体肝细胞中的表达，而油酸在一定程度上能上调CBS基因表达。饮食中其他成分对于CBS、CSE的调控以及在肝脏脂质代谢中的作用有待进行更多研究。我们的研究结果显示，有氧运动能够提高NAFLD小鼠肝脏中CBS基因表达。另外，给与NAFLD小鼠外源性NAHS对CBS

基因表达没有显著性影响，运动在一定程度上能够降低CSE表达降低引起的肝脏损伤（图3-21、图3-22，表3-43、表3-46、表3-47）。

（三）有氧运动通过调控SREBP-1c信号通路改善NAFLD小鼠肝脏脂质蓄积

SREBP-1c是脂肪酸从头合成、肝脏TG、TC相关合成酶的关键转录因子，通过上调SREBP-1c的表达能刺激脂质从头合成。SREBP-1c在动物模型中的过表达已被确认为脂毒性肝脏损伤的主要原因之一。部分研究表明，H_2S抗脂质生成的作用是通过调节SREBP-1c表达来实现的。我们的实验研究也证明，抑制CSE基因的表达，NAFLD小鼠外周血及肝脏中H_2S含量降低，肝脏SREBP-1c基因表达及蛋白含量显著升高，给与外源性H_2S补充后，SREBP-1c表达水平受到抑制。这表明，H_2S主要通过调节SREBP-1c调控脂质代谢。而有氧运动作为防治NAFLD的主要生活方式干预手段，是否通过H_2S干预SREBP-1c表达水平抑制肝脏脂质合成的研究报道少见。我们发现，与空白组相比，NALFD组肝脏中H_2S含量降低的同时，SREBP-1c表达显著上调，给与NAFLD小鼠PAG抑制CSE基因表达后，肝细胞中脂质蓄积及肝细胞损伤严重，肝脏及外周血H_2S含量下降，SREBP-1c相关表达急剧升高，下游成脂基因表达显著升高，有氧运动与PAG在调控FAS基因表达方面起着拮抗作用。给与NAFLD小鼠外源性H_2S添加，肝脏SREBP-1c相关表达降低，下游相关脂质合成基表表达显著降低，有氧运动与NAHS在调控SREBP-1c基因和蛋白表达、FAS基因表达方面起着协同效应（图3-25、图3-26，表3-48）。提示：有氧运动通过调控NAFLD小鼠肝脏H_2S含量，下调SREBP-1c信号通路相关基因与蛋白表达，抑制肝脏中脂质合成，进而促进NAFLD小鼠肝脏良性转归。

第六节　实验总结

一、7周有氧运动与黑果枸杞活性成分通过调控SREBP-1c信号途径抑制NAFLD小鼠肝脏脂质合成，有氧运动与黑果枸杞活性成分联合干预脂质合成效果优于单独干预。

二、7周有氧运动与黑果枸杞色素、黄酮通过调控PPARα信号途径促进NAFLD小鼠肝脏脂肪酸氧化，黑果枸杞多糖对脂肪酸氧化的干预效果有限。有氧运动与黑果枸杞活性成分联合干预脂肪酸氧化效果优于单独干预。

三、高糖高脂膳食灌注引起肝脏脂质蓄积损伤与H_2S信号传递因子有关，有氧运动与外源性添加NAHS有利于降低这种损伤，PAG抑制剂会促进损伤进一步加剧；有氧运动通过H_2S信号因子，调控SREBP-1c信号通路相关因子表达，抑制NAFLD小鼠肝脏脂质合成。

参考文献：

[1] Jin J, Iakova P, Breaux M, et al. Increased expression of enzymes of triglyceride synthesis is essential for the development of hepatic steatosis[J]. *Cell Rep*, 2013, 3 (3): 831–843.

[2] Van Rooyen DM, Gan LT, Yeh MM, et al. Pharmacological cholesterol lowering reverses fibrotic NASH in obese, diabetic mice with metabolic syndrome[J]. *J Hepatol*, 2013, 59 (1): 144–152.

[3] McCullough AJ. Pathophysiology of nonalcoholic steatohepatitis[J]. *J Clin Gastroenterol*, 2006, 40 (Suppl1): 17–29.

[4] Mc Cullough AJ. The epidemiology and risk factors of NASH[J]. *MA: Blackwell Publishing*, 2007. p23–37.

[5] Williams CD, Stengel J, Asike MI, et al. Prevalence of nonalcoholic fatty liver disease and nonalcoholic steatohepatitis among a largely middle-aged population utilizing ultrasound and liver biopsy: a prospective study[J]. *Gastroenterology*, 2011, 140 (1): 124–131.

[6] Takahashi Y, Sugimoto K, Inui H, Fukusato T. Current pharmacological therapies for nonalcoholic fatty liver disease/nonalcoholic steatohepatitis[J]. *World J Gastroenterol*, 2015, 21 (13): 3777–3785.

[7] Chalasani N, Younossi Z, Lavine JE, et al. American Gastroenterological Association; American Association for the Study of Liver Diseases; American

College of Gastroenterology. The diagnosis and management of non-alcoholic fatty liver disease: practice guideline by the American Gastroenterological Association, American Association for the Study of Liver Diseases, and American College of Gastroenterology[J]. *Gastroenterology*, 2012, 142 (7): 1592-1609.

[8] Keating SE, Hackett DA, George J, Johnson NA. Exercise and non-alcoholic fatty liver disease: a systematic review and metaanalysis[J]. *J Hepatol*, 2012, 57 (1): 157-166.

[9] Maureen Whitsett, Lisa B VanWagner. Physical activity as a treatment of non-alcoholic fatty liver disease: A systematic review[J]. *World J Hepatol*, 2015, 7 (16): 2041-2052.

[10] 江建红, 陈晓琴, 张蔚佼. 黑果构祀果实多糖抗疲劳生物功效及其机制研究[J]. 食品科技, 2009, 34（2）: 203-207.

[11] 冯薇, 何恩鹏, 陈晓琴. 黑果构祀果实多糖对小白鼠运动能力影响及量效研究[J]. 干旱区研究, 2009, 26（4）: 586-590.

[12] 陈晓琴. 黑果构祀果实多糖的制备与抗疲劳、降血糖生物功效的研究[D]. 新疆师范大学, 2007.

[13] 李淑珍, 李进. 黑果枸杞总黄酮降血脂作用[J]. 时珍国医国药, 2012, 23（05）: 1072-1074.

[14] 李进, 瞿伟菁, 刘丛, 等. 黑果枸杞色素对高脂血症小鼠血脂及脂质过氧化的影响[J], 食品科学, 2007, 28（09）: 514-518.

[15] 古丽达娜, 贾琦珍, 陶大勇, 等. 黑果枸杞色素对小鼠常压耐缺氧及游泳耐力的影响[J]. 时珍国医国药, 2009, 20（11）: 2682-2683.

[16] Day CP, James OF. Steatohepatitis: a tale of two "hits"?[J]. *Gastroenterology*, 1998, 114 (4): 842-845.

[17] Sanyal AJ. AGA technical review on nonalcoholic fatty liver disease [J]. *Gastroenterology*, 2002, 123: 1705-1725.

[18] Kohjima, M, Enjoji M, Higuchi N, et al. Re-evaluation of fatty acid metabolism-related gene expression in nonalcoholic fatty liver disease[J]. *J Mol Med*,

2007, 20 (3): 351–358.

[19] Koo SH. Nonalcoholic fatty liver disease: molecular mechanisms for the hepatic steatosis[J]. *Clin Mol Hepatol*, 2013, 19 (3): 210–215.

[20] Zhu L, Baker SS, Liu W, et al. Lipid in the livers of adolescents with nonalcoholic steatohepatitis: com–bined effects of pathways on steatosis[J]. *Metabolism*, 2011, 60 (7): 1001–1011.

[21] Rui Guo, Emily C Liong, Kwok Fai So, et al. Beneficial mechanisms of aerobic exercise on hepatic lipid metabolism in non–alcoholic fatty liver disease[J]. *Hepatobiliary Pancreat Dis Int*, 2015, 04 (14): 139–144.

[22] Murase T, Haramizu S, Shimotoyodome A, et al. Green tea extract improves endurance capacity and increases muscle lipid oxidation in mice[J]. *Am J Physiol Regul Integr Comp Physiol*, 2005, 288 (3): 708–715.

[23] Rakhshandehroo M, Hooiveld G, Muller M, et al. Comparative analysis of gene regulation by the transcription factor PPAR alpha between mouse and human [J]. *PLoS One*, 2009, 4 (8): 6796.

[24] Yu S, Rao S, Reddy JK. Peroxisome proliferator–activated receptors, fatty acid oxidation, steatohepatitis and hePatocarcinogenesis[J]. *Current Moleeular Medieine*, 2003, 3 (6): 561–72.

[25] Cave M, Deaciuc I, Mendez C, et al. Nonalcoholic fatty liver disease: PredisPosing factors and the role of nutrition[J]. *The Journal of Nutritional Biochemistry*, 2007, 18 (3): 184–95,

[26] Kohjima M, Enjoji M, Higuchi N, et al. Re–evaluation of fatty acid metabolism–related gene expression in nonalcoholic fatty liver disease[J]. International Journal of Molecular Medieine, 2007, 20 (3): 351–358.

[27] 刘远新. PPARα与运动改善肥胖大鼠心肌细胞脂质代谢的实验研究[J]. 西安体育学院学报, 2012, 29（5）：578–581.

[28] 方子龙, 陈敏, 张志文, 等. 耐力训练和注射丙酸睾酮对雄性大鼠肝脏、心脏和腓肠肌PPARα表达的影响[J]. 天津体育学院学报, 2006, 21

（3）：197-200.

[29] 李庆雯，黄力平，王慧. 有氧运动对高脂饲料喂养大鼠血脂及骨骼肌PPARα、ABCA1及ApoAI mRNA表达的影响[J]. 中国运动医学杂志，2009，28（2）：172-174.

[30] 高品操，徐广艳，常永娜，等. 有氧运动联合KGM对高脂膳食大鼠胰岛素抵抗形成中肝脏Adiponectin/PPARα通路的影响[J]. 中国老年杂志，2014，01（34）：417-419.

[31] Horton JD, Goldstein JL, Brown MS. SREBPs: activators of the complete program of cholesterol and fatty acid synthesis in the liver[J]. *J Clin Invest*, 2002, 109 (9): 1125-1131.

[32] 李树颖，于德民，小川涉，等. 核糖体蛋白S6激酶1基因沉默对小鼠非酒精性脂肪性肝病的影响[J]. 中华糖尿病杂志，2011，4（3）：328-332.

[33] 刘晓丽，陈佳，吴玉婷，等. 糖尿病大鼠肝脏损伤与胆固醇调节元件结合蛋白-1c及蛋白激酶表达的相关性[J]. 中华老年医学杂志，2012，31（2）：161-166.

[34] Zhang J, Tan Y, Yao F, et al. Polydatin alleviates non-alco-holic fatty liver disease in rats by inhibiting the expressionof TNF-α and SREBP-1c[J]. *Mol Med Rep*, 2012, 6 (4): 815-820.

[35] 张莉，柳涛，王淼，等. 降脂颗粒对非酒精性脂肪肝大鼠下丘脑瘦素及瘦素受体的影响[J]. 中西医结合肝病杂志，2009，19（2）：88-91.

[36] EMERY M G, FISHER J M, CHIEN J Y, et al. CYP2E1 activity before and after weight loss in morbidly obese subjects with nonalcoholic fatty liver disease[J]. *Hepatology*, 2003, 38 (2): 428-435.

[37] SMITH BW, ADAMS LA. Non-alcoholic fatty liver disease[J]. *Crit Rev Clin Lab Sci*, 2011, 48 (3): 97-113.

[38] DE WIT NJ, AFMAN LA, MENSINK M, et al. Phenotyping the effect of diet on non-alcoholic fatty liver disease[J]. *J Hepatol*, 2012, 57 (6): 1370-1373.

[39] DOHIL R, SCHMELTZER S, CABRERA BL, et al. Enter-ic-coated

cysteamine for the treatment of paediatric non–alco–holic fatty liver disease[J]. *Aliment Pharmacol Ther*, 2011, 33 (9): 1036–1044.

[40] 金美东. 有氧运动联合"消脂散"对高脂膳食大鼠胰岛素抵抗的干预作用及其机制的研究[D]. 扬州：扬州大学，2012. 5.

[41] 王金昊，路瑛丽，冯连世. 高住高练对肥胖大鼠肝脏 SREBP-1c表达的影响[J]. 中国运动医学杂志，2012，21（7）：590–595.

[42] Nadeau K J, Ehlers L B, Aguirre L E, et al. Exercise training and calorie restriction increase SREBP–1 expression and intramuscular triglyceride in skeletal muscle[J]. *Am J Physiol Endocrinol Metab*, 2006, 291 (1): 90–98.

[43] Smith I J, Huffman K M, Durheim M T, et al. Sex–specific alterations in mRNA level of key lipid metabolism enzymes in skeletal muscle of overweight and obese subjects following endurance exercise[J]. *Physiol Genomics*, 2009, 36 (3): 149–157.

[44] Wang R. Physiological implications of hydrogen sulfide: a whiff exploration that blossomed[J]. *Physiol Rev*, 2012, 92 (2): 791–896.

[45] Lo Faro ML, Fox B, Whatmore JL, et al. Hydrogen sulfide and nitric oxide interactions in inflammation[J]. *Nitric Oxide*, 2014, 41 (11): 38–47.

[46] Szabo C, Coletta C, Chao C, et al. Tumor–derived hydrogen sulfide, produced by cystathionine–beta–synthase, stimulates bioenergetics, cell proliferation, and angiogenesis in colon cancer[J]. *Proc Natl Acad Sci U S A*, 2013, 110 (30): 124741–2479.

[47] Mani S, Cao W, Wu L. Hydrogen sulfide and the liver[J]. *Nitric Oxide*, 2014, 41 (18): 62–71.

[48] Xue R, Hao DD, Sun JP, et al. Hydrogen sulfide treatment promotes glucose uptake by increasing insulin receptor sensitivity and ameliorates kidney lesions in type 2 diabetes[J]. *Antioxid Redox Signal*, 2013, 19 (1): 5–23.

[49] Yang G, Tang G, Zhang L. The pathogenic role of cystathionine gamma-lyase/hydrogen sulfide in streptozotocin–induced diabetes in mice[J]. *Am J Pathol*,

2011, 179 (2): 869–79.

[50] Tan G, Pan S, Li J, et al. Hydrogen sulfide attenuates carbon tetrachloride-induced hepatotoxicity, liver cirrhosis and portal hypertension in rats[J]. *PLoS One*, 2011, 6 (10): 25943.

[51] Luo ZL, Tang LJ, Wang T, et al. Effects of treatment with hydrogen sulfide on methionine–choline deficient diet–induced non–alcoholic steatohepatitis in rats[J]. *J Gastroenterol Hepatol*, 2014, 29 (1): 215–222.

[52] K ang K, Zhao M, Jiang H, et al. Role of hydrogen sulfide in hepatic is chemiareperfusion–induced injury in rats[J]. Liver Transpl, 2009, 15 (10): 1306–1314.

[53] Morsy MA, Ibrahim SA, Abdelwahab SA, et al. Curative effects of hydrogen sulfide against acetaminophen–induced hepatotoxicity in mice[J]. *Life Sci*, 2010, 87 (23–26): 692–698.

[54] Helmy N, Prip–Buus C, Vons C, et al. Oxidation of hydrogen sulfide by human liver mitochondria[J]. *Nitric Oxide*, 2014, 41 (Sp. Iss. SI): 105–112.

[55] Wang CN, Liu YJ, Duan GL, et al. CBS and CSE Are Critical for Maintenance of Mitochondrial Function and Glucocorticoid Production in Adrenal Cortex[J]. Antioxid *Redox Signal*, 2014, 21 (16): 2192–2207.

[56] Bos EM, Wang R, Snijder PM, et al. Cystathionine gamma–lyase protects against renal ischemia/reperfusion by modulating oxidative stress[J]. *J Am Soc Nephrol*, 2013, 24 (5): 759–770.

[57] Du JT, Li W, Yang JY, et al. Hydrogen sulfide is endogenously generated in rat skeletal muscle and exerts a protective effect against oxidative stress[J]. *Chin Med J (Engl)* , 2013, 126: 930–936.

[58] Yao LL, Huang XW, Wang YG, et al. Hydrogen sulfide protects cardiomyocytes from hypoxia/reoxygenation–induced apoptosis by preventing GSK–3beta–dependent opening of mPTP[J]. *Am J Physiol Heart Circ Physiol*, 2010, 298 (5): H1310–1319.

[59] Coletta C, Papapetropoulos A, Erdelyi K, et al. Hydrogen sulfide and nitric

oxide are mutually dependent in the regulation of angiogenesis and endothelium-dependent vasorelaxation[J]. *Proc Natl Acad Sci U S A*, 2012, 109 (26): 9161–9166.

[60] Polhemus DJ, DJ L. Emergence of Hydrogen Sulfide as an Endogenous Gaseous Signaling Molecule in Cardiovascular Disease[J]. *Circ Res*, 2014. 114 (4): 730–737.

[61] Ge SN, Zhao MM, Wu DD, et al. Hydrogen Sulfide Targets EGFR Cys797/Cys798 Residues to Induce Na/K–ATPase Endocytosis and Inhibition in Renal Tubular Epithelial Cells and Increase Sodium Excretion in Chronic Salt–Loaded Rats[J]. *Antioxid Redox Signal*, 2014, 21 (5): 2061–2082.

[62] Li M, Xu C, Shi J, et al. Fatty acids promote fatty liver disease via the dysregulation of 3–mercaptopyruvate sulfurtransferase/hydrogen sulfide pathway[J]. *Gut*, 2017: gutjnl–2017–313778.

[63] Wu DD, Zheng NR, Qi K, et al. Exogenous hydrogen sulfide mitigates the fatty liver in obese mice through improving lipid metabolism and antioxidant potential[J]. *Med Gas Res*, 2015, 5 (1): 1–8.

[64] Sarn a L K, Siow Y L, O K. The CBS/CSE system: a potential therapeutic target in NAFLD?[J]. *Can J Physiol Pharmacol*, 2015, 93 (1): 1–11.

[65] George A K, Behera J, Kelly K E, et al. Exercise Mitigates Alcohol Induced Endoplasmic Reticulum Stress Mediated Cognitive Impairment through ATF6–Herp Signaling[J]. *Scientific Reports*, 2018, 8 (1): 5158.

[66] Nogueira J E, Soriano R N, Fernandez R A R, et al. Effect of Physical Exercise on the Febrigenic Signaling is Modulated by Preoptic Hydrogen Sulfide Production[J]. *Plos One*, 2017, 12 (1): 170468–170485.

[67] Hamaguchi M, Kojima T, Takeda N, Nakagawa T, et al. The metabolic syndrome as a predictor of nonalcoholic fatty liver disease[J]. *Ann Intern Med*, 2005, 143 (10): 722–728.

[68] Stephenson K, Kennedy L, Hargrove L, et al. Updates on Dietary Models of Non–Alcoholic Fatty Liver Disease: Current Studies and Insights[J]. *Gene Expression*,

2017, 18 (1): 5–17.

[69] Hosseini Z, Whiting SJ, Vatanparast H. Current evidence on the association of the metabolic syndrome and dietary patterns in a global perspective[J]. *Nutr Res Rev*, 2016, 29 (2): 152–162.

[70] Mells JE, Fu PP, Kumar P, Smith T, Karpen SJ, Anania FA. Saturated fat and cholesterol are critical to inducing murine metabolic syndrome with robust nonalcoholic steatohepatitis[J]. *J Nutr Biochem*, 2015, 26 (3): 285–92.

[71] Wiernsperger N. Hepatic function and the cardiometabolic syndrome[J]. *Diabetes Metab Syndr Obes*, 2013, 6: 379–388.

[72] Wang D, Wei Y, Pagliassotti MJ. Saturated fatty acids promote endoplasmic reticulum stress and liver injury in rats with hepatic steatosis[J]. *Endocrinology*, 2006, 147 (2): 943–951.

[73] Lian J, Wei E, Groenendyk J, et al. Ces3/TGH Deficiency Attenuates Steatohepatitis[J]. *Sci Rep*, 2016, 6: 25747.

[74] Rizzo M, Montalto G, Vinciguerra M. Editorial: Exploring Lipid–related Treatment Options for the Treatment of NASH[J]. *Curr Vasc Pharmacol*, 2014, 12 (5): 741–744.

[75] Vergnes L, Phan J, Strauss M, Tafuri S, Reue K. Cholesterol and cholate components of an atherogenic diet induce distinct stages of hepatic inflammatory gene expression[J]. *J Biol Chem*, 2003, 278 (44): 42774–42784.

[76] Hegsted DM, Ausman LM, Johnson JA, Dallal GE. Dietary fat and serum lipids: an evaluation of the experimental data[J]. *Am J Clin Nutr*, 1993, 57 (6): 875–883.

[77] Keys A. Serum cholesterol response to dietary cholesterol[J]. *Am J Clin Nutr*, 1984, 40 (2): 351–359.

[78] Raddatz D, Ramadori G. Carbohydrate metabolism and the liver: actual aspects from physiology and disease[J]. *Z Gastroenterol*, 2007, 45 (1): 51–62.

[79] Grande F, Anderson JT, Keys A. Sucrose and various carbohydrate–

containing foods and serum lipids in man[J]. *Am J Clin Nutr*, 1974, 27 (10): 1043–1051.

[80] Mavrelis PG, Ammon HV, Gleysteen JJ, Komorowski RA, Charaf UK, et al. Hepatic free fatty acids in alcoholic liver disease and morbid obesity[J]. *Hepatology*, 1983, 3 (2): 226–231.

[81] Depner CM, Torres–Gonzalez M, Tripathy S, et al. Menhaden oil decreases high–fat diet–induced markers of hepatic damage, steatosis, inflammation, and fibrosis in obese Ldlr–/– mice[J]. *J Nutr*, 2012, 142: 1495–1503.

[82] Depner CM, Philbrick KA, Jump DB. Docosahexaenoic acid attenuates hepatic inflammation, oxidative stress, and fibrosis without decreasing hepatosteatosis in a Ldlr (–/–) mouse model of western diet–induced nonalcoholic steatohepatitis[J]. *J Nutr*, 2013, 143 (03): 315–323.

[83] Depner CM, Traber MG, Bobe G, et al. A metabolomic analysis of omega–3 fatty acid mediated attenuation of western diet–induced non–alcoholic steatohepatitis in LDLR–/– mice[J]. *Plos ONE*, 2013, 8 (12): e83756.

[84] Porohit V, Russo D, Coates PM. Role of fatty liver, dietary fatty acid supplements, and obesity in the pregression of alcoholic liver disease: imtroduction and summaty of the symposium[J]. *Alcohol*, 2004, 34 (1): 3–8.

[85] Angela Provenzano, Stefano Milani, Francesco Vizzutti, et al. n–3 polyunsaturated fatty acids worsen inflammation and fibrosis in experimental nonalcoholic steatohepatitis[J]. *Liver INT*, 2014, 34 (06): 918–930.

[86] Donald B, Jump, Christopher M, et al. Impact of dietaty fat on the development of non–alcoholic fatty liver desease in Ldlr–/– mice[J]. *Proc Nutr Soc*, 2016, 75 (01): 1–9.

[87] 王瑞元. 国内外食用油市场的现状与发展趋势[J]. 农业机械，201，36（20）：24–29.

[88] Fernando P, Bonen A, Hoffman–Goetz L. Predicting submaximal oxygen consumption during treadmill running in mice[J]. *Canadian Journal of Physiology*

and Pharmacology, 1993, 71 (10–11): 854–857.

[89] 张灏，卜淑敏，朱一力等. 跑台运动对去卵巢大鼠体重、腹腔内脂肪重量以及血清瘦素和脂联素含量的影响[J]. 中国运动医学杂志，2009，28（2）：175–178.

[90] 段玉双，卜淑敏，杨少锋等. 中等强度跑台运动对去卵巢大鼠肝脏脂类水平的影响[J]. 中国运动医学杂志，2010，29（5）：570–572.

[91] Hajri T, Han XX, Bonen A, et al. Defective fatty acid uptake modulates insulin responsiveness and metabolic responses to diet in CD36–null mice[J]. *J Clin Invest*, 2002, 109 (10): 1381–1389.

[92] Leamy A K, Egnatchik R A, Young J D. Molecular mechanisms and the role of saturated fatty acids in the progression of non–alcoholic fatty liver disease[J]. *Progress in Lipid Research*, 2013, 52 (1): 165–174.

[93] Koek GH, Liedorp PR, Bast A. The role of oxidative stress in non–alcoholic steatohepatitis[J]. *Clin Chim Acta*, 2011, 412 (15–16): 1297–305.

[94] Vidali M, Tripodi MF, Ivaldi A, Zampino R, Occhino G, Restivo L et al. Interplay between oxidative stress and hepatic steatosis in the progression of chronic hepatitis C[J]. *J Hepatol*, 2008, 48 (3): 399–406.

[95] Donnelly KL, Smith CI, Schwarzenberg SJ, et al. Sources of fatty acids stored in liver and secreted via lipoproteins in patients with nonalcoholic fatty liver disease[J]. J *Clin Invest*, 2005, 115 (5): 1343–51.

[96] Lewis, G. F. , Carpentier, A. , Adeli, K. , and Giacca, A. Disordered fat storage and mobilization in the pathogenesis of insulin resistance and type 2 diabetes[J]. *Endocr. Rev*, 2002, 23 (2): 201–229.

[97] Horton JD, Goldstein JL, Brown MS. SREBPs: activators of the complete program of cholesterol and fatty acid synthesis in the liver[J]. *J Clin Invest*, 2002, 109: 1125–1131.

[98] 李娜. 枸杞中色素、枸杞黄酮及枸杞多糖提取工艺的研究[D]. 兰州理工大学，2010.

[99] 周海明. β-谷甾醇与豆甾醇对非酒精性脂肪肝作用的体外研究[J]. 营养学报, 2016, 38 (05): 456-460.

[100] Tauriainen M M, Männistö V, Kaminska D, et al. Serum, liver and bile sitosterol and sitostanol in obese patients with and without NAFLD. [J]. *Bioscience Reports*, 2018, 38 (2): BSR 20171274.

[101] 王新. 木犀草素改善小鼠非酒精性脂肪肝的作用及其分子机制[D]. 合肥工业大学, 2015.

[102] Yin Y, Gao L, Lin H, et al. Luteolin improves non-alcoholic fatty liver disease in db/db mice by inhibition of liver X receptor activation to down-regulate expression of sterol regulatory element binding protein 1c[J]. *Biochem Biophys Res Commun*, 2017, 482 (4): 720-726.

[103] Yu Wang, Jian-Yun Li, Min Han, et al. Prevention and treatment effect of total flavonoids in Stellera chamaejasme L. on nonalcoholic fatty liver in rats[J]. *Lipids in Health and Disease*, 2015, 14 (1): 2-9.

[104] Huanhuan Liu, Huijia Zhong, Liang Leng, et al. Effects of soy isoflavone on hepatic steatosis in high fat_induced rats [J]. *Original Article*, 2017, 61 (02): 85-90.

[105] Kani A H, Alavian S M, Esmaillzadeh A, et al. Effects of a novel therapeutic diet on liver enzymes and coagulating factors in patients with non-alcoholic fatty liver disease: A parallel randomized trial[J]. *Nutrition*, 2014, 30 (7-8): 814-821.

[106] Mounier C, Bouraoui L, Rassart E. Lipogenesis in cancer progression (review) [J]. *International journal of oncology*, 2014, 45 (2): 485-492.

[107] Acetyl-CoA Carboxylase Inhibition Reverses NAFLD and Hepatic Insulin Resistance but Promotes Hypertriglyceridemia in Rodents[J]. *Hepatology*, 2018, 68 (8): 2197-2211.

[108] Naowaboot J, Piyabhan P, Munkong N, et cl. Ferulic acid improves lipid and glucose homeostasis in high-fat diet-induced obese mice[J]. *Clinical and experimental pharmacology & physiology*, 2016, 43 (2): 242-250.

[109] Kim EJ, Lee DH, Kim HJ, et al. Thiacremonone, a sulfur compound isolated

from garlic, attenuates lipid accumulation partially mediated via ampk activation in 3t3–11 adipocytes[J]. *Journal of nutritional biochemistry*, 2012, 23: 1552–1558.

[110] Ortega FJ, Moreno–Navarrete JM, Mayas D, et al. Breast cancer 1 (brca1) may be behind decreased lipogenesis in adipose tissue from obese subjects[J]. *Plo S one*, 2012, 7 (5): 33233.

[111] Rattan R, Giri S, Hartmann LC, et cl. Metformin attenuates ovarian cancer cell growth in an amp–kinase dispensable manner[J]. *Journal of cellular and molecular medicine*, 2011, 15 (1): 166–178.

[112] Savage DB, Choi CS, Samuel VT, et al. Reversal of diet–induced hepatic steatosis and hepatic insulin resistance by antisense oligonucleo–tide inhibitors of acetyl–CoA carboxylases 1 and 2[J]. *J Clin Invest*, 2006, 116 (3): 817–824.

[113] Lane MD, Cha SH. Effect of glucose and fructose on food intake via malony 1–CoA signaling in the brain[J]. *Biochem Biophys Res Commun*, 2009, 382 (1): 1–5.

[114] Lee RS, Koufogiannis G, Canny BJ, et al. Acute exercise does not cause sustained elevations in AMPK signaling or expression[J]. *Medicine and science in sports and exercise*, 2008, 40 (8): 1490–1494.

[115] Rector RS, Thyfault JP, Morris RT, et al. Daily exercise increases hepatic fatty acid oxidation and prevents steatosis in Otsuka Long–Evans Tokushima Fatty rats[J]. *American Journal of Physiology-Gastrointestinal and Liver Physiology*, 2008, 294 (3): 619–626.

[116] 孙建波，路新国, 汤建石. 何首乌复方结合运动对大鼠FAS活性的影响. 淮阴师范学院学报（自然科学版），2008，7（1）：64–68.

[117] 王立靖，衣雪洁. 耐力训练及限制饮食对单纯性肥胖大鼠脂肪合成的影响. 北京体育大学学报，2008，31（9）：1215–1218.

[118] 路瑛丽，冯连世，谢敏豪等. 高住高练对肥胖大鼠FAS mRNA和ATGL mRNA表达的影响[J]. 中国运动医学杂志，2014，33（08）：785–789.

[119] 蔡爱芳. 运动对二噁英致大鼠脂质合成代谢障碍的干预作用及机制研究[D]. 北京体育大学，2016.

[120] Meiyuan Zhang, Weilan Sun, Minghao Zhou, Yan Tang. MicroRNA−27a regulates hepatic lipid metabolism and alleviates NAFLD via repressing FAS and SCD1[J]. *Scientific Reports*, 2017, 7 (1): 14493−14502.

[121] Guo Y, Yu J, Wang C, et al. miR−212−5p suppresses lipid accumulation by targeting FAS and SCD1[J]. *Journal of Molecular Endocrinology*, 2017, 59 (3): 205−217.

[122] 金美东. 有氧运动联合"消脂散"对高脂膳食大鼠胰岛素抵抗的干预作用及其机制的研究[D]. 扬州：扬州大学，2012. 5.

[123] 王金昊，路瑛丽，冯连世. 高住高练对肥胖大鼠肝脏 SREBP-1c表达的影响[J]. 中国运动医学杂志，2012，21（7）：590−595.

[124] Nadeau K J, Ehlers L B, Aguirre L E, et al. Exercise training and calorie restriction increase SREBP−1 expression and intramuscular triglyceride in skeletal muscle[J]. *Am J Physiol Endocrinol Metab*, 2006, 291 (1): 90−98.

[125] Smith I J, Huffman K M, Durheim M T, et al. Sex−specific alterations in mRNA level of key lipid metabolism enzymes in skeletal muscle of overweight and obese subjects following endurance exercise[J]. *Physiol Genomics*, 2009, 36 (3): 149−157.

[126] Xiuping C, Keli X, Lidian C, et al. TNF−a, a potent lipid metabolism regulator[J]. *Cell Biochem Funct*, 2009, 27 (7): 407−416.

[127] Pauciullo P, Gentile M, Marotta G, et al. Tumor necrosis factor−alpha is a marker of familial combined hyperlipidemia, independently of metabolic syndrome[J]. *Metabolism*, 2008, 57 (4): 563−568.

[128] Gomez−Garcia A, Martinez Torres G, Ortega−Pierres LE, et al. Rosuvastatin and metformin decrease inflammation and oxidative stress in patients with hypertension and dyslipidemia[J]. *Rev Esp Cardiol*, 2007, 60 (12): 1242−1249.

[129] Zhang J, Tan Y, Yao F, et al. Polydatin alleviates non−alco−holic fatty liver disease in rats by inhibiting the expressionof TNF−α and SREBP−1c[J]. *Mol Med Rep*, 2012, 6 (4): 815−820.

[130] Zhao SP, Dong SZ. Effect of tumor necrosis factor alpha on cholesterol efflux in adipocytes[J]. *Clin Chim Acta*, 2008, 389 (1–2): 67–71.

[131] Linden MA, Sheldon RD, Meers GM, et al. Aerobic exercise training in the treatment of non–alcoholic fatty liver disease related fibrosis[J]. *J Physiol*, 2016, 594 (18): 5271–5284.

[132] Houghton D, Thoma C, Hallsworth K, et al. Exercise Reduces Liver Lipids and Visceral Adiposity in Patients with Nonalcoholic Steatohepatitis in a Randomized Controlled Trial[J]. *Clin Gastroenterol Hepatol*, 2017, 15 (1): 96–102.

[133] Yang T, Espenshade PJ, Wright ME, et al. Crucial step in cholesterol homeostasis: sterols promote binding of SCAP to INSIG–1, a membrane protein that facilitates retention of SREBPs in ER[J]. *Cell*, 2002, 110 (4): 489–500.

[134] Engelking LJ, Kuriyama H, Hammer RE, et al. Overexpression of Insig–1 in the livers of transgenic mice inhibits SREBP processing and reduces insulin–stimulated lipogenesis[J]. *J Clin Invest*, 2004, 113 (8): 1168–1175.

[135]. Ahn SB, Jang K, Jun DW, et al. Expression of liver X receptor correlates with intrahepatic inflammation and fibrosis in patients with nonalcoholic fatty liver disease[J]. *Dig Dis Sci*, 2014, 59 (12): 2975–82.

[136] Chu K, Miyazaki M, Man W C, et al. Stearoyl–coenzyme A desaturase 1 deficiency protects against hypertriglyceridemia and increases plasma high–density lipoprotein cholesterol induced by liver X receptor activation[J]. *Molecular & Cellular Biology*, 2006, 26 (18): 6786–6798.

[137] Talukdar S, Hillaartner F B. The mechanism mediating the activation of acetyl–coenzyme A carboxylase–alpha gene transcription by the liver X receptor agonist T0–301317[J]. *J lipid Res*, 2006, 47 (11): 2451–2461.

[138] Chen G, Liang G, Ou J, et al. Central role for liver X receptor in insulin–mediated activation of Srebp–1c transcription and stimulation of fatty acid synthesis in liver[J]. *Proceedings of the National Academy of Sciences of the United States of America*, 2004, 101 (31): 11245–11250.

[139] Rocco D D, Okuda L S, Pinto R S, et al. Aerobic exercise improves reverse cholesterol transport in cholesteryl ester transfer protein transgenic mice[J]. *Lipids*, 2011, 46 (7): 617–625.

[140] Paula Ramos Pinto1, D é bora D, Ligia S, et al. Aerobic exercise training enhances the in vivo cholesterol trafficking from macrophages to the liver independently of chans n the expression of genes involved in lipid flux in macrophages and aorta[J]. *Lipids In Health And Disease*, 2015, 14 (109): 1–12.

[141] Sumida Y, Niki E, Naito Y, Yoshikawa T. Involvement of free radicals and oxidative stress in NAFLD/NASH[J]. *Free Radical Res*, 2013, 47 (11): 869–880.

[142] Koek G. H, Liedorp P. R, Bast A. The role of oxidative stress in non-alcoholic steatohepatitis[J]. *Clin Chim Acta*, 2011, 412 (15–16): 1297–1305.

[143] Paradies G, Paradies V, Ruggiero F M, et al. Oxidative stress, cardiolipin and mitochondrial dysfunction in nonalcoholic fatty liver disease[J]. *World Journal of Gastroenterology*, 2014, 20 (39): 14205–14218.

[144] Seung–Hoi K. Nonalcoholic fatty liver disease: molecular mechanisms for the hepatic steatosis[J]. *Clinical & Molecular Hepatology*, 2013, 19 (3): 210–215.

[145] Yu S, Rao S, Reddy JK. Peroxisome proliferator–activated receptors, fatty acid oxidation, steatohepatitis and hePatocarcinogenesis[J]. *Current Moleeular Medieine*, 2003, 3 (6): 561–72.

[146] Cave M, Deaciuc I, Mendez C, et al. Nonalcoholic fatty liver disease: PredisPosing factors and the role of nutrition[J]. *The Journal of Nutritional Biochemistry* , 2007, 18 (3): 184–95.

[147] Kohjima M, Enjoji M, Higuchi N, et al. Re–evaluation of fatty acid metabolism–related gene expression in nonalcoholic fatty liver disease[J]. *International Journal of Molecular Medieine*, 2007, 20 (3): 351–358.

[148] Ishii S, Iizuka K, Miller B C, et al. Carbohydrate response element binding protein directly promotes lipogenic enzyme gene transcription[J]. *Proceedings of the National Academy of Sciences of the United States of America*, 2004, 101 (44):

15597–15602.

[149] Young–Ah Moon, The SCAP/SREBP Pathway: A Mediator of Hepatic Steatosis[J]. *EnM*, 2017, 32 (1): 6–10.

[150] Ziouzenkova O, Asatryan L, Sahady D, et al. Dual roles for lipolysis and oxidation in peroxisome proliferation activator recetor responses to electronegative low density lipoprotein[J]. *J Biol Chem*, 2003, 278 (41): 39874–39881.

[151] 李全民，张素华，任伟等. PPARα激动剂对高脂饮食致胰岛素抵抗大鼠脂质过氧化的影响[J]. 实用医学杂志，2006，22（1）：17–18.

[152] Cazanave S, Podtelezhnikov A, Jensen K, et al. The Transcriptomic Signature of Disease Development and Progression of Nonalcoholic FattyLiver Disease[J]. *Sci Rep*, 2017, 7 (01): 17193–17205.

[153] NingningWang, YangLiu, YananMa, DeliangWen. High–intensity interval versus moderate–intensity continuous training: Superior metabolic benefits in diet–induced obesity mice[J]. *Life Sciences*, 2017, 15 (191): 122–131.

[154] Wang B, Zeng J, Gu Q. Exercise restores bioavailability of hydrogen sulfide and promotes autophagy influx in livers of mice fed with high–fat diet. [J]. *Can J Physiol Pharmacol*, 2017, 95 (6): 667–674.

[155] Shirozu K, Tokuda K, Marutani E, et al. Cystathionine γ–lyase deficiency protects mice from galactosamine/lipopolysaccharide–induced acute liver failure[J]. *Nitric Oxide*, 2013, 31 (2): 204–216.

[156] Kimura, Hideo. The physiological role of hydrogen sulfide and beyond[J]. *Nitric Oxide*, 2014, 41 (Sp. Iss. SI): 4–10.

[157] Yadav PK, Yamada K, Chiku T, et al. Structure and kinetic analysis of H_2S production by human mercaptopyruvate sulfur transferase[J]. *J Biol Chem* 2013, 288 (27): 20002–20013.

[158] Yang G, Wu L, Jiang B, et al. H_2S as a physiologic vasorelaxant: hypertension in mice with deletion of cystathionine gamma–lyase[J]. *Science*, 2008, 322 (5901): 587–590.

[159] Norris EJ, Culberson CR, Narasimhan S, et al. The liver as a central regulator of hydrogen sulfide[J]. *Shock*, 2011, 36 (3): 242–50.

[160] Peh M T, Anwar A B, Ng D S W, et al. Effect of feeding a high fat diet on hydrogen sulfide (H_2S) metabolism in the mouse[J]. *Nitric Oxide*, 2014, 41 (Sp. Iss. SI): 138–145.

[161] Fiorucci S, Antonelli E, Mencarelli A, et al. The third gas: H_2S regulates perfusion pressure in both the isolated and perfused normal rat liver and in cirrhosis[J]. *Hepatology*, 2005, 42 (3): 539–48.

[162] Hwang SY, Sarna LK, Siow YL, Karmin O. High–fat diet stimulates hepatic cystathionine beta–synthase and cystathionine gamma–lyase expression[J]. *Can J Physiol Pharmacol*, 2013, 91 (11): 913–919.

[163] Geng B , Cai B , Liao F , et al. Increase or Decrease Hydrogen Sulfide Exert Opposite Lipolysis, but Reduce Global Insulin Resistance in High Fatty Diet Induced Obese Mice[J]. *Plos One*, 2013, 8 (9): 73892–73902.

[164] Sarathi M, Hongzhu Li, Guangdong Yang, et al. Deficiency of cystathionine gamma–lyase and hepatic cholesterol accumulation during mouse fatty liver development[J]. *Sci. Bull*, 2015, 60 (3): 336–347.

[165] Fiorucci, S. , Distrutti, E. , Cirino, G. , and Wallace, J. L. The emerging roles of hydrogen sulfide in the gastrointestinal tract and liver[J]. *Gastroenterology*, 2006, 131 (1): 259–271.

[166] Meier, M, Janosik, M, Kery, V, et al. Structure of human cystathionine beta–synthase: a unique pyridoxal 5=–phosphate dependent heme protein[J]. *EMBO J*, 2001, 20 (15): 3910–3916.

[167] Singh S, Banerjee R. PLP–dependent H_2S Biogenesis[J]. *Biochim Biophys Acta*, 2011, 1814 (11): 1518–1527.

[168] Omer Kabil, Victor Vitvitsky, Peter Xie, et al. The Quantitative Significance of the Transsulfuration Enzymes for H_2S Production in Murine Tissues[J]. *Antioxidants and Redox Signaling*, 2011, 15 (2): 363–372.

[169] Jensen, KK, Geoghagen, N S, Jin, L, et al. Pharmacological activation and genetic manipulation of cystathionine betasynthase alter circulating levels of homocysteine and hydrogen sulfide in mice[J]. *Eur. J. Pharmacol*, 2011, 650 (1): 86–93.

[170] Bravo, E, Palleschi, S, Aspichueta, P, et al. High fat diet–induced non-alcoholic fatty liver disease in rats is associated with hyperhomocysteinemia caused by down regulation of the transsulphuration pathway[J]. *Lipids Health Dis*, 2011, 10 (1): 60.

[171] Finkelstein, J. D. Metabolic regulatory properties of S–adenosylmethionine and S–adenosylhomocysteine[J]. *Clin. Chem. Lab. Med*, 2007, 45 (12): 1694–1699.

[172] Lindsei K. Sarna, Victoria Sid, Pengqi Wang, Tyrosol Attenuates High Fat Diet Induced Hepatic Oxidative Stress: Potential Involvement of Cystathionine β –Synthase and Cystathionine γ –Lyase[J]. *ORIGINAL ARTICLE*, 2016, 51: 583–590.

[173] Huang T, Wahlqvist ML, Li D. Effect of n–3 polyunsaturated fatty acid on gene expression of the critical enzymes involved in homocysteine metabolism[J]. *Nutr J*, 2012, 11 (1): 6.

[174] Horton JD, Goldstein JL, Brown MS. SREBPs: activators of the complete program of cholesterol and fatty acid synthesis in the liver[J]. *J Clin Invest*, 2002, 109 (9): 1125–1131.

[175] Nakayama H, Otabe S, Ueno T, et al. Transgenic mice expressing nuclear sterol regulatory element–binding protein 1c in adipose tissue exhibit liver histology similar to nonalcoholic steatohepatitis[J]. *Metabolism*, 2007, 56 (4): 470–475.

[176] Zeng T, Zhang CL, Song FY, et al. Garlic oil alleviated ethanol–induced fat accumulation via modulation of SREBP–1, PPAR– α , and CYP2E1[J]. *Food Chem Toxicol*, 2012, 50 (3–4): 485–91.

附录 I　缩略词表

缩略词	英文全称 / 中文译名
NAFLD	Non-alcoholic Fatty Liver Disease 非酒精性脂肪肝病
NASH	Non-alcoholic Steatohepatitis 非酒精性脂肪性肝炎
T2DM	Type 2 Diabetes Mellitus 2 型糖尿病
Lycium ruthenicum Murr	野生黑枸杞
SOD	Superoxide Dismutase 超氧化物歧化酶
MDA	丙二醛
TG	Triglyce-ride 甘油三酯
PPAR α	Peroxisome Proliferator-activated receptor α 过氧化物酶体增殖物激活 α 受体
CYP4A	Cytochrome P450 细胞色素 P4504A
LCAD	Long-chain acyl-CoA dehydrogenase 长链乙酰辅酶 脱氢酶
AOX	Acetyl-coenzyme A oxidase 脂酰辅酶 A 氧化酶
CPT-1	Carnitine Palmitoyltransferase I 肉碱棕榈酰转移酶 I
SCD-1	Stearoyl-CoA desaturease-1 硬脂酰辅酶 A 去饱和酶 -1
UCP2	Uncoupling Protein 2 解耦联蛋白 2
SREBP	sterol regulatory element binding protein 固醇调节元件结合蛋白
SREBP-1c	sterol regulatory element binding protein 1 c 固醇调节元件结合蛋白 1c
SREBP-1 α	sterol regulatory element binding protein 1 α 固醇调节元件结合蛋白 1 α
SREBP-2	sterol regulatory element binding protein 2 固醇调节元件结合蛋白 2
SCAP	SREBP 裂解激活蛋白
ACC	Acetyl-CoA Carboxylase 乙酰 CoA 羧化酶
FAS	Fatty Acid Synthase 脂肪酸合成酶
TNF α	Tumor Necrosis Factor- α 肿瘤坏死因子 α
LXR α	liver X Receptor α 肝 X 受体 α
Insigs	Insulin induced genes 胰岛素诱导基因
ER	内质网

SPTLC	Serine Palmitoyltransferase 丝氨酸棕榈酰转移酶
CYP2E1	Cytochrome P450, Family 2, Subfamily E, Polypeptide 1 细胞色素 P450 亚酶 2E1
H_2S	硫化氢
CBS	Cystathionine β -synthase 胱硫醚 - β - 合酶
CSE	Cystathionine γ -lyase 胱硫醚 - γ - 裂解酶
3-MST	3-meracap-topyruvate sulfurtransferase 3- 巯基丙酮酸硫转移酶
NaHS	硫氢化钠
TC	总胆固醇
AST	Aspartate aminotransferase 谷草转氨酶
ALT	Alanine aminotransferase 谷丙转氨酶
HDL-c	High-density lipoprotein cholesterol 高密度脂蛋白胆固醇
LDL-c	Low-density lipoprotein cholesterol 低密度脂蛋白胆固醇
ROS	活性氧
LXRs	liver X Receptors 肝 X 受体
TBARS	Thiobarbituric acid reactive substance 硫代巴比妥酸反应性底物
β oxidation rate	β 氧化速率
palmitoyl carnitine	棕榈酰肉碱
ferricyanide	铁氰化物
CYP4A12	Cytochrome P450, family 4, subfamily A, polypeptide 12
CYP4A10	Cytochrome P450, family 4, subfamily A, polypeptide 10
NAD	Nicotinamide Adenine Dinucleotide 氧化型烟酰胺腺嘌呤二核苷酸
FAD	Flavin Adenine Dinucleotide 黄素腺嘌呤二核苷酸
NADH	Reduced form of nicotinamide-adenine dinucleotid 烟酰胺腺嘌呤二核苷酸
FADH2	Reduced flavin adenine dinucleotide 还原型黄素腺嘌呤二核苷酸
NO	一氧化氮
CO	一氧化碳
PAG	消旋炔丙基甘氨酸
AOAA	amino-oxyacetate 胺基氧丙酮
IR	胰岛素抵抗
DNL	脂肪酸从头合成
Nrf2	Nuclear factor like 2 核因子 2
Ap2	Activator protein 2 活化蛋白 2
PPAR γ	Peroxisome Proliferator-activated receptor γ 过氧化物酶体增殖物激活 γ 受体
RNS	活性氮
OH-	羟基

O^{2-}	超氧阴离子
H_2O_2	过氧化氢
DAG	二酰基甘油
ONOO-	过氧亚硝基阴离子
HOONO	过氧亚硝基
Keap1	Kelch-like ECH-associate protein 1 Kelch 样 ECH 相关蛋白 1